子午流注针法理论渊薮

李白清　著

李彩霞　李元和　整理

全国百佳图书出版单位
中国中医药出版社
·北京·

图书在版编目（CIP）数据

子午流注针法理论渊薮／李白清著；李彩霞，李元和
整理．—北京：中国中医药出版社，2022.12
ISBN 978-7-5132-7822-5

Ⅰ.①子…　Ⅱ.①李…②李…③李…　Ⅲ.①子午流
注—温针疗法—研究　Ⅳ.①R245.31②R224.3

中国版本图书馆 CIP 数据核字（2022）第 175256 号

中国中医药出版社出版

北京经济技术开发区科创十三街 31 号院二区 8 号楼
邮政编码　100176
传真　010-64405721
三河市同力彩印有限公司印刷
各地新华书店经销

开本 880×1230　1/32　印张 4.5　字数 89 千字
2022 年 12 月第 1 版　2022 年 12 月第 1 次印刷
书号　ISBN 978-7-5132-7822-5

定价　39.00 元
网址　www.cptcm.com

服 务 热 线　010-64405510
购 书 热 线　010-89535836
维 权 打 假　010-64405753

微信服务号　zgzyycbs
微商城网址　https://kdt.im/LIdUGr
官 方 微 博　http://e.weibo.com/cptcm
天猫旗舰店网址　https://gzyycbs.tmall.com

笔者按

近几年来，"生物钟学说"得到世界的公认，从而给"子午流注"学说带来了科学的证据。世界各国医学家都在热衷于"子午流注"的研究。因之使西方医学的"自然稳定"学说受到了动摇，将引起世界医学上的巨大变革。所以，对祖国医学宝贵的遗产——"子午流注"，今天应引起足够的重视。

李白清

1988 年 10 月

张 序

  《子午流注针法理论渊薮》一书是李白清先生的遗著，由李彩霞主任医师等整理，在其即将付梓之际予以习读，是一件让我深感获益而有意义的事情。

  李氏之所以将本书以"渊薮"名之，既强调书中内容聚集了古今所论"子午流注针法"的相关知识，也在于凸显书中所载知识"根源"于中华民族传统文化，"根源"于《黄帝内经》的核心观念。

  "子午流注针法"应该是针灸学这个中医学皇冠上的明珠。该针法按照针灸治疗时间选取相应的五输穴和原穴进行针灸治疗，依据人体十二经脉气血于昼夜十二时辰运行过程中的盛衰状态，结合患者所患疾病的相关要素（病位、病性、病势）而适时选择相应经脉腧穴予以针刺治疗。李氏在该书传载了"子午流注针法"的源流沿革、该刺法的原理依据，以及作者临床应用的经验和相关验案，是一部既有相关理论，又有临床实际操作示范的实用性专著。这就是我对该书特征的体会和认识。

其一，该书梳理了"子午流注针法"的发生背景和源流沿革。

该书从两个方面把握了"子午流注针法"的发生背景。

一是干支纪时方法的历法背景。干支纪时方法属于中国特有的"干支历法"。该历法又称星辰历、甲子历等，也属于太阳历范畴，是用60组天干地支组合，分别标记年、月、日、时的古老历法。干支历法历史悠久、深奥莫测，蕴涵了深奥的宇宙星象密码。干支历主要由干支纪年、干支纪月、干支纪日、干支纪时四部分组成。从立春至下一立春为一岁，是以立春为岁首，交节日为月首。十天干和十二地支依次相配，组成六十个基本单位，形成六十循环；十二月建和二十四节气是其基本内容。干支历法将一岁划分为十二月建（十二月令），"建"代表北斗七星斗柄顶端的指向；二十四节气与十二月建是干支历的基本内容。"子午流注针法"所说的"子午"，就指的是干支纪时，尤其是针刺治病当日的时干支所标记的时辰。李氏在该书中，详细地介绍了干支纪时方法的由来，以及如何在临床针刺治病过程中，适时选定腧穴加以刺治。

二是人体经脉气血昼夜环流输注盛衰状态的背景。该针法按时取穴的依据，是人体十二经脉气血昼夜循行环流灌注的知识，这在《黄帝内经》和《难经》中均有详细记载，如《灵枢》的《经脉》《营气》，以及《难经》的《一难》《二十三难》等，十二经脉五输穴的内容主要在《灵枢》的《九针十二原》《本输》，并且在其他多篇皆载临床如何选取五输穴的相关腧穴治疗具体病证的实例（如《素问·咳论》之"治脏者治其俞，治腑者治其合，浮肿者治其经"；《素问·痹论》之"五脏有俞，六腑有合，循脉之分，各有所发，各随其过，则病瘳也"等）。

《灵枢·本输》对五脏之阴经和六腑之阳经之五输穴的五行属性有明确规定，五脏阴经五输穴中的"井穴"属"木"，而六腑阳经五输穴中的"井穴"属"金"，各经五输穴中的其他腧穴之五行属性都按五行相生关系为序而依次定性，所以《难经·六十四难》明确表达为"阴井木，阳井金"，自此成为临证广泛应用五输穴治病的重要取穴法则。正因为如此，李氏在该书中，认真地回顾了《黄帝内经》和《难经》中有关人体十二经脉气血昼夜环流输注盛衰变化的经文内容，从而使该书内容更加充实，也为"子午流注针法"治病机理提供了扎实的理论基础。

其二，该书充分阐述了"子午流注针法"的理论依据。

"子午流注针法"发生的理论依据，是天人相应中的"人体气血环流周期与自然界时间节律同步"，是依据人体十二经脉气血于一昼夜环流和相互灌注循行于脏腑经脉的变化，尤其是十二经脉分布于四肢膝肘关节远端的井、荥、输（原）、经、合等特定腧穴部位呈现的气血盛衰状态进行选穴治病的。明代徐凤所著《针灸大全》将该针法的应用原则总结为"刚柔相配，阴阳结合，气血循环，时穴开阖"

之说。李氏为了深刻阐述这一理论依据，于是在该书中博引旁征，深入浅出地予以阐述，有力地支撑了该书的立题主旨。

其三，该书创新性地提出了"脏气法时针法"。

该书用大篇幅论述了李氏所创立的"脏气法时针法"。李白清先生所创"'脏气法时针法'的提出，是根据《素问·脏气法时论》的五脏之气，遵循五行属性、四时五行生克制化盛衰的规律性及相应的变化，并结合'子午流注针法'原理提出的"。文中还详述了该针法的物质基础、理论根据，以及如何将"脏气法时针法"用于治疗五脏病证的临床实例。

孔子所说"择其善者而从之，其不善者而改之"（《论语·述而》），就明确地告诉我们，应该如何对待像"子午流注针法"这样自古流传至今的知识。李白清先生认真地遵循了孔圣人的教诲，既传承了"子午流注针法"中合理、科学的成分，也在该针法合理成分的启迪下，创立了"脏气法时针法"，辩证地对待中医药理论的继承与创新，这是应当予以赞扬和褒奖的。

其四，该书列举了"子午流注针法"的临床应用。

任何有价值的技术或者理论，必须被付之于实践。对于中医药学中的技术和理论则更是如此，不能指导临床实践的技术或理论，充其量只能是个"花瓶"。"子午流注针法"则是建立在临床应用基础上的针刺技术，历经自古至今临床针灸医家的反复实践，被证实确有临床效验，这也正是该书值得推介的原因。而李白清先生所创立的"脏气法时针法"也是如此，既有较为扎实的理论基础，同时又附以作者的临床应用实例，并且以其临床治疗验案作为例证，有力地支撑了作者的构想与理论。

当我认真地习读《子午流注针法理论渊薮》书稿之时，澎湃的心潮久久难以平复，虽有很多思绪与联想，但是缘于学力不济而不能尽言，只能触及该书知识之皮毛，唯以此序表达我对李白清先生的敬仰之情和怀念之意。

陕西中医药大学　张登本

2022 年 5 月 1 日于古城咸阳

前　言

　　《子午流注针法理论渊薮》从人体适应节律性时序的角度探讨"子午流注"规律性理论。文中以祖国医学"整体恒动观""阴阳五行说"论述了"子午流注"的正确性，符合了客观世界的本来面目，并以"子午流注"某些部分内容及其模式符合于"运气学说"，论证了"子午流注"是在祖国医学理论宝库《黄帝内经》的基础上建立的。运用天干、地支代表日、时、阴、阳、五行与人体的脏腑、经脉、气穴相结合，"浑束为一"而构成一种有系统、有规律的针刺法则。由于"子午流注"以物质为基础，所以在理论上是论之有理，言之有物，持之有据，并且经过几千年的实践检验是行之有效的，因此说它是科学的。

　　由于时间是促使万事万物变化的根源，所以掌握了时间，即掌握了变化之渊源，从而推导出时间对客观事物存在的作用定律：一切事物得时则生旺；失时则败灭。其生旺败灭之程度与得时失时之强度成正比。并按此定律得知在经脉气穴流注生旺之时针刺治病，可获得良效。

　　文中运用祖国医学"适应论"学说论述了中医适应自然规律，如阴阳、五行，特别以"子午流注"适应为最优，适应了时间，适应了病机，适应了气宜。因之在针刺上疗效极佳。同时介绍了国内外医学采用现代科学手段证实了"子午流注"经脉生旺之时的真实性以及在临床上取得的满意效果，从而证明了祖国医学理论的精深。

　　"子午流注"以时间为根本，掌握了时间，就掌握了变化之源。如无时序的推移，一切事物都无着落了。万物离不开时间而运动，变化，发展。万物脱离了时间，就失掉了运动、变化和发展。

　　古代哲学思想之代表如《易经》《道德经》《孙子兵法》等渗入医学领域，对"子午流注"的形成起到了促进作用，对此书中皆有详述，同时还歌颂了《黄帝内经》的精深博大，党中央颁布中医政策的英明与深远的预见性。书中还指出了今天国外所谓"时间治疗学""时间药物学"等所谓创新学科，祖国医学在几千年前已用于临床了。

李白清

1988 年 10 月

目　录

第一章　概述 ··· 001

　　第一节　天干、地支 ·································· 003

　　第二节　干支阴阳 ······································ 007

　　第三节　干支五行四时方位之阴阳 ············· 009

　　第四节　干支与脏腑经络的配合 ················· 013

　　第五节　"子午流注"针刺开穴法 ··············· 017

第二章　"子午流注针法"理论渊源 ············· 019

　　第一节　祖国医学整体观学说 ···················· 021

　　第二节　恒动论学说、阴阳五行学说 ··········· 027

　　第三节　"子午流注针法"的形成 ··············· 031

　　第四节　"子午流注针法"简述 ··············· 034

　　第五节　"子午流注针法"的规律模式源于运气学说 ··· 038

　　第六节　时间是"子午流注针法"的基础 ·············· 043

　　第七节　脏气、脉象在时序推移的节律性中反映出

　　　　　　相应的规律性 ································· 055

第八节　古代有关哲学思想渗入医学领域 …………… 058

第九节　自然界为"子午流注针法"的物质基础 …… 061

第十节　《孙子兵法》助推了"子午流注针法"
　　　　的形成 ……………………………………… 064

第十一节　适应论为"子午流注针法"提供了科学的
　　　　　论证 …………………………………… 066

第十二节　结论与展望 ………………………………… 071

第三章　李白清先生学术思想及经验摘录 ………… 073

一、"脏气法时针法"的设想 ………………………… 075

二、中医的特色 ……………………………………… 084

三、中医的时间医学 ………………………………… 096

四、中医不朽论 ……………………………………… 100

五、《黄帝内经》与《孙子兵法》学术思想互通的
　　对照 ……………………………………………… 111

六、运用"经筋学说"与"五变"刺法治愈两例
　　眼睁不开的浅谈 ………………………………… 116

七、针灸对心血管病（属血脉病的范畴）的治疗 … 122

参考文献 ……………………………………………… 130

第一章

概　述

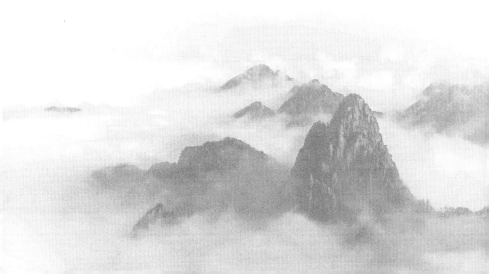

　　"子午流注"的科学理论，是祖国医学精深理论孕育的成果。"子午流注"针法犹如针灸学中的一项桂冠，是祖国医学的理论知识把她镶嵌起来的。由于祖国医学的精深博大，丰富多彩，从而孕育了"子午流注"针法的硕果。祖国医学理论的精深，以及科学理论的正确性，今天已为全世界所公认。尤其是一些发达国家如日本、美国、英国、西德等都竞相学习中医。因此，没有《黄帝内经》高深的理论知识，就不会有"子午流注"的出现。犹如没有深大辽阔的海洋，就漂浮不起几十万吨的巨轮。

　　要探讨祖国医学是怎样孕育"子午流注"的，首先要了解"子午流注"针法是由天干、地支、阴阳、五行、脏、腑、经脉和肘膝关节以下的五输穴——六十六穴组成的。

第一节　天干、地支

　　所谓天干，就是甲、乙、丙、丁、戊、己、庚、辛、壬、癸；之所以称为天干，主要是由于古人用这十个数字来记天日的次第，因而叫十天干。这十个干字也表达生物的生旺死休。《群书考异》云：

甲："甲者，折也；言万物剖符甲而出也"。（指百果草木）。

乙："乙者轧也，言万物初生自轧而出也"。（即自相拥挤而出土也）。

丙："丙者，炳也；言万物炳然著见也"。

丁："丁者壮也，言万物之丁壮也"。

戊："戊者茂也，言万物之茂盛也"。

己："己者，纪也；万物有形可纪识也"。

庚："庚者，坚也；万物收敛也"。

辛："辛者，新也；言万物初生也"。

壬："壬者，任也；言阳气任养万物于下也"。

癸："癸者，揆也；言万物揆度也"。（即将要脱胎之象）。

所以干的含义也象征万物的生长盛衰，对干的排列，亦是人类在生活中从万物生命发展过程中长期观察体现出来的。

地支：子、丑、寅、卯、辰、巳、午、未、申、酉、戌、亥。即十二地支，又名十二辰。古人主要赖以纪年、月、日、时，一年十二个月，每月各用一个地支作为月建，如十一月建子，十二月建丑，正月建寅，二月建卯，三月建辰，四月建巳，五月建午，六月建未，七月建申，八月建酉，九月建戌，十月建亥。在一日之中，亦分为十二时，即夜前二十三点至夜一点为子时，一点至三点为丑时，三点至五点为寅时，五点至七点为卯时，七点至九点为辰时，九点至十一点为巳时，十一点至十三点为午时，十三点至十五点为未时，十五点至十七点为申时，十七点至十九点为酉时，十九点至二十一点为戌时，二十一点至二十三点为亥时。因为十二支是以纪月成岁，故名十二支。它的顺序含义亦和十天干相同，有其生旺死休的规律。

如《史记·律书》云：

"寅，万物始生蟥然也；卯，言万物茂也；辰，万物之震也；巳，阳气之尽也；午，阴阳交曰午；未，万物皆成有滋味也；申，阴用事申贼万物；酉，万物之老也；戌，万物尽灭；亥，该也，言阳气藏于下，故该也；子，万物滋于下；丑，纽也，阳气在上未降，万物厄纽未敢出。"

《群书考异》云：

子："子者，孳也；阳气即动，万物萌芽于下也"。子建月在十一月，十一月为阳生之始，万物孳萌矣。

丑："丑者，纽也；纽者系也，续而系长也"。丑建月在十二，正是严寒之际，故生芽未敢伸出于土外。

寅："寅者移也。亦云了也，物芽稍吐，引而之移出于地也"。正月建寅，阳气始生，万物始动，所以萌芽将要出土矣。

卯："卯者冒也。万物冒地而出也"。卯建月为二月，二月为春季之中，万物发生之期，所以说卯者冒也。

辰："辰者震也。万物尽动而辰也"。三月建辰，三月是春末夏初之期，这时多数植物均含苞怒放，所以说辰者震也，万物动长也。

巳："巳者，巳也。万物至此已毕尽而起也"。四月建巳，植物花朵开放至此，其精气长至足，近于结果之期。

午："午者仵也，万物盛大，枝荂叶布也"。午建月在五月，植物至此枝叶繁茂进入结果之期，显得更茂盛矣。

未："未者味也，阴气已长，万物稍衰，体暧昧也"。未月在六月，六月是夏至以后之月，冬至一阳生，夏至一阴生，所以说，六月阴气生，万物始衰也。

申："申者身也，万物之身体皆成就也"。申建月在七月，七月是秋季处暑、白露之期，万物均成材矣。如北方农谚云："处暑不出头，拔掉喂老牛。"植物至此不结果，那就没有什么希望了。

酉："酉者老也；万物老极而成熟也"。从酉本身来讲，酉是老酉极衰的意思，盖酉建月在八月，八月为中秋之期，又是秋分冬始之月，故建月在酉，老即要归宗也。

戌："戌者灭也，万物皆衰亡也"。戌建月在九，九月乃是霜降、立冬之节气，万物进入衰亡之期。

亥："亥者核也；万物收藏，皆坚核也"。

从以上不难看出，十二地支与十天干含义相同，主要是说明万物生、长、化、收、藏的发展规律。

第二节 干支阴阳

十天干和十二地支均分阴阳。在天干：甲、丙、戊、庚、壬五数为阳，乙、丁、己、辛、癸五数为阴；地支：子、寅、辰、戊、申、戌六数为阳，丑、卯、巳、未、酉、亥六数为阴。也就是按干支的排列顺序，一、三、五、七、九、十一单数为阳，二、四、六、八、十、十二双数为阴。

《甲子会纪》云："无极生太极，太极生两仪，两仪生四象，四象生八卦。"所谓两仪即为阴阳，两仪生四象，就是说在阴阳两个名词中又分为阳中之阴，阴中之阳，定为东、南、西、北四方，东为青龙，西为白虎，南为朱雀，北玄武，称为四象。四象生八卦，就是将四方中每方又分为两方，定为八方，以八卦纳之，称为八卦，此乃阴阳之变化。

《协纪辨方》云："阳从阳，阴从阴，子、寅、辰、午、申、戊六阳辰，即先天乾、兑、离、震四阳卦纳之；丑、卯、巳、未、酉、亥六阴辰，即先天巽、坎、艮、坤四阴卦纳之。"

《易经》云："极生两仪。"两仪即阴阳。万物各具有阴阳存在。如在天干方面：甲乙同属一木，其木亦分两仪，甲为阳，乙为阴；丙丁同属火，丙为阳，丁为阴；戊己同属土，戊为阳，己为阴；庚辛同属金，庚为阳，辛为阴；壬癸同属水，壬为阳，癸为阴。地支方面：寅卯同属木，寅为阳，卯为阴；巳午同属火，午为阳，巳为阴；申酉同属金，申为阳，酉为阴；亥子同属水，子为阳，亥为阴。土居四维，旺在四季之末，故辰戌丑未同属土，而辰戌为阳，丑未为阴。此乃干支阴阳所纪也。

第三节　干支五行四时方位之阴阳

甲乙属木为东方，丙丁属火为南方，戊己属土为中央，庚辛属金为西方，壬癸属水为北方。

寅卯辰属木，司春为东方；巳午未属火，司夏为南方；申酉戌属金，司秋为西方；亥子丑属水，司冬为北方；辰戌丑未四支属土，为四季，为维。

天干地支之所以这样定位，主要是由于古人采用取类比象法定五行四方之名。如《五行大意》云："夫万物自有本质，圣人象类而制其名，故曰名以定体，无名为天地之始，有名为天地之母。"就是说：在自然界很早以前，未定名的时候，乃为宇宙自然之始，物质定为五行之后，五行为万物之先，形资造化，先立其名，后明其体。各家所言，分叙如下。

东方木：

《白虎通》云："少阳见于寅，盛于卯，衰于辰，其日甲乙属木。"《春秋纬元命苞》云："木者触也，触地而生。"《礼记》云："春之为言蠢也，产万物者也，其位在东。"《尸子》云："东者动也，震气故动。"

南方火：

《白虎通》云："太阳见于巳，盛于午，衰于未，其日丙丁属火，火之为言化也，阳气用时万物变化也。"许慎《说文解字》云："火者炎上也，其字炎而像形也，其时夏。"《尚书大传》云："何以为之夏？夏假也，假者呼万物而养之。"《释名》云："夏假者，宽假万物使生长也，其位南方。"

中央土：

《白虎通》云："土为中宫，其日戊己。"《春秋纬元命苞》云："土之为言吐也，含土气精以生万物。"许慎《说文解字》云："土者，土生者也，其字'二'以象地下与土之中，以一直划象物初生地也，其时夏季老也，万物于此时成就方老，生于四时之季。其位在内，内通也。"《礼斗威仪》云："得皇极之正气，含黄土之德，能苞万物。"

西方金：

《白虎通》云："太阴见于申，盛于酉，衰于戌，其日庚辛属金。"《说文解字》云："金者禁也，阳气始起，万物禁止也。金生于土，字从左右注象金在土中之形也，其时秋。"《礼记》云："秋之为言愁也，愁之以时察守义者也。"《说文解字》云："天地反物为秋，其位西方。"

北方水：

《白虎通》云："少阴见于亥，壮于子，衰于丑，其日壬癸属水，水之为言准也，养物平均有准则也。"《春秋纬元命苞》云："水之为言演也，阴化淖濡流施潜行也，故立字两人交一，以中出者为水；一者数之始，譬如男女阴阳交，以起一也。水者五行始也，元气之凑液也。"《管子·水地》云："水者，地之血气筋脉流通者，故曰水。"《说文解字》云："其字象泉，并流中有微阳之气，其时冬。"《礼记》云："冬之为言中也，中者藏也，其位北方。"

从上述归纳起来看：甲乙、寅卯为东方，五行属木，四时主春，为万物所生；丙丁、巳午为南方，五行属火，四时主夏，为万物所长；庚辛、申酉为西方，五行属金，四时主秋，为万物所收；壬癸、亥子为北方，五行属水，四时主冬，为万物所藏；戊己、辰戌丑未为中央，五行属土，旺于四时，土含精气滋生万物，此为春生、夏长、秋收、冬藏的五行、五方之阴阳移变。以人面南而立为参照，地球从右向左绕太阳旋转，由于地球受太阳光线直射的不同分为阴阳，或说子午。总的来说：阴阳为两个对立名词，即阴暗无光和阳光充实。

在地支方面，子定位北方，午定位南方。北方为水，南方为火，水与火亦是对立名词，它的意义均表示阴阳相对的关系。用地球来说：地球是圆的，地球绕太阳旋转，我国在地球的位置正好与南美位置相对，当我国白天时，南美恰好是黑夜；我国由白日逐渐过渡到黑夜时，南美相反地从黑夜逐渐向白日过渡。还有祖国医学理论所说阳进阴退、阴进阳退、互相进长的朴素理论。由于地方或人感触太阳的迟早不同，温度和光线亦不同。古人根据这一自然现象，又将地球绕太阳旋转的光射定出太阳为南，少阳为东，太阴为西，少阴为北；寅卯辰为东方，巳午未为南方，申酉戌为西方，亥子丑为北方。后来又以东西为经，南北为纬，南北二极之中设有赤道，地球以赤道分为南北两极各为90°。中国位置在东经大约73°至135°，北纬4°至53°。地球绕太阳旋转角是66.5°，因此，世界各地有四季阴阳的变化。我国位于北回归线之间，春温夏热秋凉冬寒，四季气候尤为明显。地球自转一周为一昼夜，当我们每日首见太阳从东方升起时（日出卯时），光线不太明，乃为斜射，从卯位到辰位其光渐增，定为少阳；所谓少阳见于寅，盛于卯，衰于辰；继辰位起至巳午未三位，太阳光线由斜射变为直射，光线增强，显比寅卯辰三位更为明亮，定为太阳，所谓太阳见于巳，盛于午，衰于未，为太阳最明亮之位；继未位至申酉戌三位，我们所见太阳光线由强逐渐减弱而晦暗无光，至太阳隐而不见（日落酉时），过渡到夜间，定为少阴，所谓少阴见于申，盛于酉，衰于戌，为阳终阴始之位；继戌位至亥子丑三位，光线晦暗至极，一切动物乃静；死气沉沉，定为太阴，当至丑位将待复明，所谓太阴见于亥，盛于子，衰于丑，为阴极之分。继丑至寅位起到卯辰位，又由暗转明，始见太阳初生，定为少阳，终而复始，昼夜循环，阴进阳退，阳进阴退，阳极生阴，阴极生阳，此乃阴阳取类比象之学说。

第四节 干支与脏腑经络的配合

（一）天干与脏腑经络的配合

子午流注针法，在逐日按时、循经取穴方面，主要以干支来作为经穴和日时的代名词，所以要掌握天干与脏腑、经络的配合，就需要牢记"十二经纳天干歌"：

甲胆乙肝丙小肠，丁心戊胃己脾乡，

庚属大肠辛属肺，壬属膀胱癸肾脏，

三焦为阳须归壬，心包属阴肾水旁。

古人根据脏腑之形体，阴阳之鉴别，把六经六腑十二经脉纳入了十天干之中，作为互相联系的代号，指出了阴阳五行变化与人体内脏发生病变的机转规律。并说明日与日不同，脏与脏不同，在天干之日所属旺衰之演变。如甲为阳，胆为阳又为腑，将胆归纳天干之甲内，每逢甲日则胆之本经则旺。乙为阴，肝为脏，肝又纳入乙日之内，每逢乙日则为肝脏所属日。胆和肝互为表里，所以又将甲乙互相排列称为甲乙东方木。丙为小肠，丁为心，丙丁南方火。戊为胃，己为脾，戊己中央土。庚为大肠，辛为肺，庚辛西方金。壬为膀胱，癸为肾，壬癸北方水。天干有十个，经有十二个，余二经无配，分为三焦为阳之父纳入膀胱，心包为阴之母纳于肾旁，这样结合天地所属揭示了机能与病变的错综规律。

由于十二经脉有表里的配合，十天干有阴阳之不同，将两者联系起来，阳干可以代表阳经，阴干可以代表阴经。为了便于理解，可同时参照十二经脏腑表里配合天干阴阳表，如下：

表 1   十二经脏腑表里配合天干阴阳表

经别	胆	肝	小肠	心	胃	脾	大肠	肺	膀胱	肾	三焦	心包
天干	甲	乙	丙	丁	戊	己	庚	辛	壬	癸	壬	癸
阴阳	阳	阴	阳	阴	阳	阴	阳	阴	阳	阴	阳	阴
脏腑	腑	脏	腑	脏	腑	脏	腑	脏	腑	脏	腑	脏
表里	表	里	表	里	表	里	表	里	表	里	表	里

（二）地支与脏腑经络的配合

子午流注针法的开穴，分有纳甲法、纳子法两种。纳子法又称广义的流注法，专以一天中十二时辰为主，不问哪天何干，亦不问哪一个时辰属于何干，而以十二时辰，代表十二经脉来取穴。由于十二经脉的气血，从中焦开始，上注于肺，经过大肠……终于肝脏，再返回肺经，周而复始地自然运行着。这个流行顺序以一天来说，是从寅时起，经过卯、辰、巳、午……止于丑时，再周而复始。气血按十二经的循行是永远不变的，而一天地支的循行也是固定的，所以才有肺寅大卯的配属。"十二经纳地支歌"如下：

> 肺寅大卯胃辰宫，脾巳心午小未中，
>
> 申膀酉肾心包戌，亥焦子胆丑肝通。

十二经纳地支歌说明了一天中十二个时辰与十二条经脉相配属的关系，是子午流注纳子法的理论基础和配穴方法的根据。十二经与十二时的配属关系如下：

表 2 十二经与十二时的配属关系表

时间	寅	卯	辰	巳	午	未	申	酉	戌	亥	子	丑
经	肺	大肠	胃	脾	心	小肠	膀胱	肾	心包	三焦	胆	肝

（三）子午流注针法所用的经穴——五输穴

五输穴共六十六个，是指十二经分布在肘膝关节以下的"井、荥、输（原）、经、合"穴。为什么六十六穴都在肘膝关节以下呢？首先，因为四肢关节以下者均系气血充足之处，敏感性较强，是阳气所始之处。如探测四肢关节以下之穴位，它们的经络探测指数都比关节以上为高。其次，十二经脉交接点，都在手足指端，所以古人根据气血始生，脏腑所别等取四关以下之穴，以禀五脏之气，三百六十五会交渗诸脉，阴阳所过。再者，阴阳经交会之处为气血屈曲弯道，气血通路发生障碍均在弯道处，故而多取四肢穴位。

五输穴与脏腑阴阳、五行的分配如下表：

表3　五输穴与脏腑阴阳、五行的分配表

阳经六输							阴经五输					
穴名 经别	井 (金)	荥 (水)	输 (木)	原	经 (火)	合 (土)	穴名 经别	井 (木)	荥 (火)	输 (土)	经 (金)	合 (水)
胆（木）	窍阴	侠溪	临泣	丘墟	阳辅	阳陵泉	肝（木）	大敦	行间	太冲	中封	曲泉
小肠（火）	少泽	前谷	后溪	腕骨	阳谷	小海	心（火）	少冲	少府	神门	灵道	少海
胃（土）	厉兑	内庭	陷谷	冲阳	解溪	三里	脾（土）	隐白	大都	太白	商丘	阴陵泉
大肠（金）	商阳	二间	三间	合谷	阳溪	曲池	肺（金）	少商	鱼际	太渊	经渠	尺泽
膀胱（水）	至阴	通谷	束骨	京骨	昆仑	委中	肾（水）	涌泉	然谷	太溪	复溜	阴谷
三焦 （相火）	关冲	液门	中渚	阳池	支沟	天井	心包 （君火）	中冲	劳宫	大陵	间使	曲泽

第五节 "子午流注"针刺开穴法

"子午流注"针刺开穴的方法，主要以一日十二时辰推移变化的节律性，与人体十二经脉相适应的规律性气血流注生旺之时为准则，并且按阴阳、五行相生的规律进行变化的。这样就把人体的脏腑、经脉、气血与天地之气数（时间）、天度（日、月之运行）都紧密联系在一起了。《素问·六节藏象大论》云："天度者，所以制日月之行也。气数者，所以纪化生之用也。"高士宗解释为："天度，周天三百六十五度也。气数，二十四气之常数也。……故申明天度者，所以制日月之行，而有迟速也。气数者，所以纪化生之用，而有生杀也。"因此宇宙万物的生化不已，皆由于时序的推移而发展变化。

所以"子午流注针法"是以时间为基础，以时序为核心的自然规律关联着人体脏腑、经脉、气血变化而研究针疗的。也就是说"子午流注针法"蕴涵祖国医学的统一整体观、恒动观念论、阴阳五行学说、运气学说、适应论，以及有关古代哲学思想的内涵。

　　"子午流注针法"的妙用就在把祖国医学的基本理论集中运用在一起，浑束为一而用之。以天干、地支代表日时、脏腑、经脉的符号，把人体脏腑、经脉、气血流注与时间紧密结合在一起，并把阴阳、五行相生的发展变化关联起来，而形成一种系统性、周期性的针刺法则——"子午流注针法"。

第二章

"子午流注针法"理论渊源

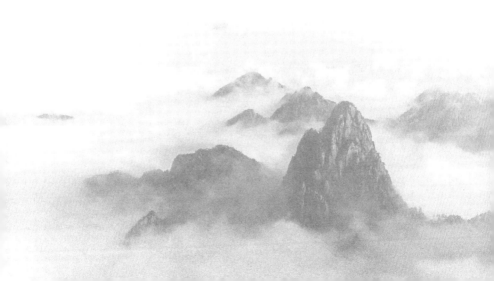

第一节 祖国医学整体观学说

"子午流注针法"吸取了祖国医学统一整体观的学说，装备了自己科学理论的一部分，认为疾病的形成，一方面是由于内在的因素，另一方面则与客观的外界时间环境有关。所以要消除疾病，就得从内在因素和客观时间环境入手。内在因素和客观时间环境因素是互相影响，发生作用而生变的，这样便把人的内在因素和客观外在的因素关联在一起了。因有客观的存在，就有客观的影响和作用。祖国医学就是这样认识疾病的，这就是中医整体观的萌发。

统一整体观为《黄帝内经》主要学术思想。它认为人体内外各组织是一个统一的整体，而不是孤立的，并且把人与自然关联起来。人体由于整体失调，固然能引起疾病的发生，但自然界时序气候反常，阴阳失调，同样能引起疾病的发生。所以《灵枢·岁露论》云："人与天地相参也，与日月相应也。"《素问·宝命全形论》云："人以天地之气生，四时之法成。"人生活在天地间，脚踏着大地，呼吸着天空中的空气，服食大地间的产物，岂能与天地自然界无关联？人与自然界万物发生着千丝万缕的联系。《庄子·齐物论》

云："天地与我并生，而万物与我为一。"人是不能离开万物和自然界而生存的。

整体观的主要内容是随着时间的推移变化而万物相适应地变化着，并且万物在互相影响和作用的情况下，互相依存，互相制约地运动发展变化着，而形成统一的整体，规律性地向前演化着。我们称这一规律为自然规律。

自然规律是一种不可抗拒的规律。为什么万事万物能发展变化呢？主要是时间的推移，寒暑的变化。如要万物停止发展变化，非时间停止推移不可，要使时间停止推移，非日月停止运行不可。时至今日谁也挡不住时间的推移，谁也挡不住日月的运行；若挡住日月的运行，必将有巨大的恐怖和灾难！所以《易经》云："变通莫大乎四时"；"易不可见，则乾坤或几乎息矣"；"乾坤毁则易不可见矣。"日月不运行，时序不推移，天地就终止了。天地毁灭了，也就看不见万物的发展变化了。

太空中各星球运行位置的变化，都能影响地面与人身、万物。如1982年的九星聚会就引起地球上一些地区的气候反常。因此，我们直观上可以看到日出日落，月之盈虚弦晦，"牛女相会""斗柄回寅"，在人们的自觉感上，由于时序的变化，有热、寒、温、凉，温热则长养万物，寒凉则万物枯萎。由于时间的推移，阴阳的往复，在自然界呈现出时移则物化，物化而人应。在人类社会上时移则事易，事易则备变。我们已知道太阳光和热的照射对人和一切生物有很大的影响。但其他星体运行或位置的变化，也会产生动能和势能，人们还不知道都能放射出什么微量元素或射线，对人身和地面可能产生好的或不好的影响。笔者认为既然存在就有作用和影响。任何事物只要存在就自觉或不自觉地参与了自然规律的反应：互为作用，互为依存，互相发展，互相变化，互相制约，而形成统一的整体向前运动着，演化着。

万物的生生化化受制于时间的作用中。万物受制于时间的作用，一方面在自然规律条件许可下，含生之伦可作自我思维或形态的活动，一方面受自然条件限制还不能为所欲为。所以《素问·五常政大论》云："化不可代，时不可违。"这就是说天地的气化是不可能更代的，时序的推移是不能违反的。所谓"气数"之所在非人力所能为。比如一个人的生、长、壮、老、已，是自然规律中发展的过程。人老了，要想年轻不老，行吗？是不行的。因此，自然规律蕴涵着不可抗拒的力量。万物要想违反时序是不可能的。就连地球这么大的星体，也得规律地绕太阳运行，随便快慢都是不行的，不能说想停止就停止。一停止就毁灭了。所谓"天行健，运行不息"。那么太阳系就算主宰了吗？也不算，据天文学家说，它也得绕银河系规律地运行着。就连银河系都得规律性地运行。因为银河系也得受制于太空中各星系的引力作用。所以自然界形成了互相作用，互相影响，互相依存，互相制约，互相发展变化的自然规律。任何事物违背了自然规律，都要遭到败灭。

宇宙是无穷大的，无边无际，谁也达不到止境；时间是无限长的，无始无终，谁也谈不尽终止。任何事物以有限的时间和空间，对宇宙无穷大的空间和无终始的时间，所起的作用是微不足道的。所以《素问·四气调神论》云："夫四时阴阳者，万物之根本也。所以圣人春夏养阳，秋冬养阴，以从其根，故与万物浮沉于生长之门。逆其根，则伐其本，坏其真矣。故阴阳四时者，万物之终始也，死生之本也。逆之则灾害生，从之则苛疾不起，是谓得道。"上面的经文核心意思为四时阴阳为万物的根本。四时阴阳的变化关系到万物的生死变化。能顺从适应四时阴阳的变化就无病；违背四时阴阳的变化就发生病害。所以古来圣人春夏养阳，秋冬养阴，以从其根本，因此能与万物浮沉生长于不息之门。这种论点蕴涵着万物与自然界保持一致的概念，"天人一体"的精神，即祖国医学的"整体观"。中医不仅把人体各部分看作统一的整体，而且也和自然界关联在一起了。这种观点符合客观世界的本来面目。

《素问·六微旨大论》云："应则顺，否则逆，逆则变生，变生则病。"高士宗解释为："应者，时至物生，不先不后，有常序也。故应则顺。否则物不应时，或先或后，失其常序，故否则逆。逆则变生，变生则为民病矣。"《素问·六微旨大论》又云："物生其应也，气脉其应也。"高士宗解释为："以天时之气而征于地，则物应四时，故物生其应也。物生其应，以明应则顺，否则逆也，以天时之气而征于人，则脉应四时。故气脉其应也。气脉其应，以明逆则变生，变生则病也。"上面经文的含义是万物的生生化化与自然界时序推移的变化是一致的。彼此是相应发展变化着的。如不相应就发生了变故而生病。人的脉搏不应四时，人就生病了。

《素问·脉要精微论》云："微妙在脉，不可不察，察之有纪，从阴阳始，始之有经，从五行生，生之有度，四时为宜，补泻勿失，与天地如一，得一之情，以知死生。"高士宗解释为："人身之脉，一如天地，至微至妙，故微妙在脉，不可不察也。察之有纪，从阴阳始，即冬至阳气微上，夏至阴气微上也。始之有经，从五行生，谓冬至至立春，水生木也。夏至至立秋，火生土，土生金也。生之有度，四时为宜，言木、火、土、金、水五行相生，有其常度，与春夏秋冬四时相合而为宜也。四时之气有太过，有不及，不及补之，太过泻之。补泻勿失，则人身阴阳，与天地如一之情，可以知其死生矣。"又《素问·玉版论要》云："五色脉变，揆度奇恒，道在于一。"上面两段经文深刻地论述了人体脉变与天地四时变化相适应的重要性，同时把脉变与天地四时、阴阳五行关联起来，充分地体现了祖国医学统一整体观的思想精神，认为人体的病与不病，人的脉搏，脏腑之气，能与自然界天地四时之气一致，相适应，则无病；如果与自然界天地四时之气不一致，不相适应，则病。正所谓"本太素浑元之理，阐天人合一之道"。

祖国医学的"整体观"，为古代医家通过实践检验出来的真正科学知识，是中华民族祖先的宝贵遗产。古人的治学精神是通过实践检验得来的，而不是凭空捏造的。正如《素问·气交变大论》云："善言天者，必应于人。善言古者，必验于今。善言气者，必彰于物。善言应者，同天地之化。善言化言变者，通神明之理。"这种以物质为基础，以实践为出发的治学精神和态度，在今天仍然具有现实意义。

第二节 恒动论学说、阴阳五行学说

在中医整体观的前提下，恒动观念论、阴阳五行学说为"子午流注针法"的主要内容与理论核心。恒动论学说、阴阳五行学说促成了"子午流注针法"的形成。

人们直观地看到日月在运行，四时在推移，万物在变化，治化而人应。宇宙一切都在恒动中。并且万物都在整体的运动中，呈现着周期性的循环，无有终始。从而形成了祖国医学的恒动观念论。

"子午流注针法"就是在祖国医学整体观、恒动观念论、阴阳五行学说的基础上产生的。"子午流注针法"把人体的经脉、气血与时间变化关联起来，浑为一体。时间向前推移，而人体经脉、气血流注随之变化以应之。人与万物对于时间的反应，既为统一整体性，又为统一恒动性。而且运动发展变化的规律按照阴阳五行生克制化的规律发展变化着。任应秋引范文澜《中国通史简编》说："《周易》讲阴阳，《洪范》讲五行，原来是解释两种不同的哲学思想。阴阳是朴素的辩证法，五行是朴素的唯物论。"任氏接着言："古代医家首先吸取了阴阳学说，用以阐明医学中的对立统一规律。"阴阳学说是中医理论的总纲。

《素问·生气通天论》云："夫自古通天者，生之本，本于阴阳。……凡阴阳之要，阳密乃固。两者不和，若春无秋，若冬无夏。因而和之，是为圣度。……阴平阳密，精神乃治；阴阳离决，精气乃绝。"这段经文言万物生于天地，要与天地之气紧密地连通起来。自然界通过阴阳矛盾运动变化孕育而产生万物。阴阳之要，阳藏密而能为阴之固。阴阳不和，如阴不胜阳而阳气旺，就像一年之中有春天而没有秋天；阳不胜阴而阴气盛，就像一年之中有冬天而没有夏天了。因此，调和阴阳是圣人重视的法度。人体阴阳平衡，精神就正常而身体健康。阴阳失衡就发生疾病了。阴阳分离，精气就败绝了。又《素问·阴阳应象大论》云："阴阳者，天地之道也，万物之纲纪，变化之父母，生杀之本始，神明之府也，治病必求于本。"《灵枢·寿夭刚柔》云："审知阴阳，刺之有方。"《灵枢·根结》云："用针之要，在于知调阴与阳。调阴与阳，精气乃光，合形与气，使神内藏。"《素问·阴阳应象大论》又云："审其阴阳，以别柔刚，阳病治阴，阴病治阳，定其血气，各守其乡。"《素问·至真要大论》云："谨察阴阳所在而调之，以平为期。"由上面所引经文可以看出阴阳是万物变化生死的根源。人之病之所以生，与病之所以治，无不与阴阳之调和与不调和，以及阴阳之平衡与不平衡有关。因此治病必先调和阴阳，使之平衡，病症就得以痊愈。此即《灵枢·五乱》所谓"有道以来，有道以去"。疾病的生成，是有道理形成的，即其痊愈也是有道理消失的。

前面已经提到了"阴阳是朴素的辩证法，五行是朴素的唯物论"。任应秋云："祖国医学所采用的整体系统方法，在五行说的帮助下，得到了进一步的加强和系统化"〔见任应秋主编，中医各家学说（第五版）[M]．上海：上海科学技术出版社，1983，以下皆同此〕。所以说"五行"学说是中医理论基础的主要组成部分。"行"字含有运动的意义，如行动、行走、运行等，不是静态而是动态的。所谓"五行"学说，是指五种因素在运动中互相作用、发展变化的规律。《素问·脏气法时论》云："五行者，金、木、水、火、土也，更贵更贱，以知死生，以决成败，而定五脏之气，间甚之时，死生之期也。"这就是说以"五行"之间的生旺盛衰，可以知病的生死与治疗的成败；以五脏兴旺衰败之时可以知病的轻重和生死的时期。

《素问·脏气法时论》又云："病在肝，愈于夏，夏不愈，甚于秋，秋不死，持于冬，起于春。"高士宗解释为："肝，木也，夏，火也，火为木之子，故病在肝，愈于夏。子气旺而病不愈，至秋则金克木而病甚矣。秋不死，持于冬，水生木也。至春则木气复旺，故起于春。"这即今天所谓的"生物钟学说"，在祖国医学中，几千年前已具体运用了，比国外"生物钟学说"早了几千年，而且蕴涵了阴阳、五行等学说，精而深，博而大。五行的相生相克是万物内部发展运动的规律。所以《素问·宝命全形论》云： "木得金而伐，火得水而灭……万物尽然，不可胜竭。"上面的经文说明了木遇到金就要被斫伐，水遇到了火，火就要灭。这就是所谓"金克木，水克火"。所以五行相生相克的关系为木生火，火生土，土生金，金生水，水生木；金克木，木克土，土克水，水克火，火克金。这就是相生相克的运动规律。任应秋说："所谓'万物尽然，不可胜竭'，就是任何事物的内部，都具有属金、属木、属火、属土、属水的五个方面，它们之间具有相生相克的固定关系，这是一种相对稳定的有规律的结构联系。……每一部分的变化，必然影响着其他所有部分的状态。同受五行整体的影响和制约，因而任何一部分状态都反映着所有其他部分和系统整体的情况。"（见任应秋主编，中医各家学说·总论[M].上海：上海科学技术出版社，1983）

古代医学家远在几千年前，就运用了20世纪40年代出现的新科学，所谓"控制论"的理论和方法：以阴阳五行学说作为说理的工具，区分研究事物之间的关系和事物内在不同性质的因素。从而掌握事物发展变化的规律，认识掌握病之所以生，与病之所以治，控制疾病的发生和流行。"控制论"者：人们欲控制某种对象，首先要掌握对象的发展变化规律。祖国医学正是蕴涵着"控制论"的哲理。就是现在所谓的"生物钟学说"，它很好地为"子午流注针法"做了科学的证据，或者说做了解释。我们的祖先、我们的民族是多么的聪明神圣啊！祖国医学有许多闪光之处，个别人看不懂，妄加非论，令人痛惜！

第三节 "子午流注针法"的形成

任应秋说:"自然界的运动在直观形式上大量地呈现周期性的循环,这给古代医家留下了深刻的印象,于是他们便采用五行学说探索自然界和人体中循环式动态平衡的规律性。"(出处同上)但是又怎样把各经脉与自然界形成病变以及治疗疾病的法则和人体病症结合起来,以求得对疾病的有效治疗。于是古代医家通过反复对自然规律进行探索,综合分析,实践,然后归纳,运用天干、地支作为代表日、时、阴阳、五行、人体脏腑经脉、气血流注的符号,从而把时间与脏腑经脉、气血流注盛衰等紧密地联系在一起,并按阴阳、五行发展变化的法则而构成一种系统性、规律性的针刺法则——"子午流注针法"。这样普遍联系了构成疾病的各种因素,从而又普遍联系了祛除疾病的各种因素。这样认识问题、处理问题的方法是科学的辩证法。辩证法认为普遍联系是辩证法的根本原则,离开了事物的联系去观察事物就离开了真理。祖国医学就是在普遍联系整体观的基础上认识问题的。祖国医学《黄帝内经》为世界医学巨著之冠,知识范围之广,思想境界之大,可谓极矣!时至今天,世界上还没有医学巨著超过它的水平。

由于《黄帝内经》医论的精深、博大，今天西方、东方的先进国家都在竞相学习，日本全部把《黄帝内经》翻译了。为了学习，美国也全部翻译了《黄帝内经》。西德出现了中医针灸热。

陕西中医学院学报．1980．（01）所刊的《针刺的科学进展》一文，为陕西中医学院赵和熙译自 1979 年美国出版的《针刺研究的新进展》一书。该文在某些段、节上介绍并盛赞了中医理论的精深，以及"子午流注"在临床上的宏伟功效。如文中云："五千年前的医学技术奠定了现代科学的基础，这点是很难令人相信的。从针刺方面能说明这个问题。这种主张来自近来刊物所介绍的，即中国医学的理论基础超出了西方医学的现代范围的推测。首先，中国医学把人体看作一个机能上相互作用的整体，而不是解剖单位作用的总和。……中国医学的许多规律和原则，如阴阳规律和五行（五种物质）学说，从系统实践的长期观察中（人和宇宙），虽然不是很有哲理的，但却是科学的推断。它们的确实性已在上述的 Nakata-ni、Akabame、Lamy 及 Voll 的临床和科学研究中得到充分证明。……用现代的语言来说，《黄帝内经》是一部主要论述人体内外场能相互作用的书。……这方面的认真研究，正在世界各地进行。这个场能—机体相互作用问题对科学界是一个相当大的挑战。在 Lamy 的音透入疗法中，他用《黄帝内经》中所指出的'子午流注针法'原理来治疗病人，获得很大成功。"根据上面所述，可见祖国医学在国外产生的巨大影响。

正如黄帝在《素问·气交变大论》中所说的，所谓"精光之论，大圣之业，宣明大道，通于无穷，穷于无极也"。又《素问·至真要大论》中黄帝云："余欲令要道必行，桴鼓相应，犹拔刺雪污，工巧神圣。"《素问·天元纪大论》中黄帝又云："夫子之言，上终天气，下毕地纪，可谓悉矣。余愿闻而藏之，上以治民，下以治身，使百姓昭著，上下和亲，德泽下流，子孙无忧，传之后世，无有终时。"今天黄帝的宿愿达到了。《黄帝内经》在全世界得到了共鸣。由于真理是埋没不了的，所以说"要道必行"。由于人类追求科学知识、真理，所以说"精光之论，大圣之业，宣明大道，通于无穷，穷于无极也"。由于《黄帝内经》论述医学的物质基础是自然规律，而自然规律不变更，则中医理论就不会变更；所以说"德泽下流，子孙无忧，传之后世，无有终时"。

光明日报1981年12月25日刊登的《科学家的可贵品德》一文中，李正道教授说："我们从事研究的任务是去发现客观世界的规律，而不是主观硬造出一个什么东西来。一旦我们的想法符合客观世界的本来面目，那你就会发现它是那样的美妙。人们掌握了客观世界的规律，也就获得了更多的自由。""子午流注针法"正是掌握了客观时序推移变化的规律，阴阳、五行学说的规律，整体万物恒动的规律，五运六气变化胜复的规律，人体气血运行环周不休的规律。而且"子午流注针法"的设想符合了客观世界的本来面目，因此在医学上获得了巨大的成功。

第四节 "子午流注针法"简述

"子午流注针法"集中运用了祖国医学的精深理论：祖国医学的整体观、恒动观、阴阳五行学说、运气学说、适应论，全都运用了，"所谓治化而人应之也"。古代医家把各种复杂的理论、规律，用所谓"道"的规律"浑束为一"，而形成一种有系统、有规律的东西："子午流注针法"。

徐文伯"子午流注逐日按时定穴歌"能很好地说明阴阳、五行相生的关系，气血流注以及整体的恒动观与时间的推移，引起了一切都在恒动的变化中。

> 甲日戌时胆窍阴，丙子时中前谷荥，
>
> 戊寅陷谷阳明俞，返本丘墟木在寅，
>
> 庚辰经注阳溪穴，壬午膀胱委中寻，
>
> 甲申时纳三焦水，荥合天干取液门。
>
> 乙日酉时肝大敦，丁亥时荥少府心，
>
> 己丑太白太冲穴，辛卯经渠是肺经，
>
> 癸巳肾宫阴合谷，乙未劳宫火穴荥。
>
> 丙日申时少泽当，戊戌内庭治胀康，
>
> 庚子时在三间俞，本原腕骨可祛黄，

壬寅经火昆仑上，甲辰阳陵泉合长，

丙午时受三焦木，中渚之中仔细详。

丁日未时心少冲，己酉大都脾土逢，

辛亥太渊神门穴，癸丑复溜肾水通，

乙卯肝经曲泉合，丁巳包络大陵中。

戊日午时厉兑先，庚申荥穴二间迁，

壬戌膀胱寻束骨，冲阳土穴必还原，

甲子胆经阳辅是，丙寅小海穴安然，

戊辰气纳三焦脉，经穴支沟刺必瘥。

己日巳时隐白始，辛未时中鱼际取，

癸酉太溪太白原，乙亥中封内踝比，

丁丑时合少海心，己卯间使包络止。

庚日辰时商阳居，壬午膀胱通谷之，

甲申临泣为俞木，合谷金原返本归，

丙戌小肠阳谷火，戊子时居三里宜，

庚寅气纳三焦合，天井之中不用疑。

辛日卯时少商本，癸巳然谷何须忖，

乙未太冲原太渊，丁酉心经灵道引，

己亥脾合阴陵泉，辛丑曲泽包络准。

壬日寅时起至阴，甲辰胆脉侠溪荥，

丙午小肠后溪俞，返求京骨本原寻，

三焦寄有阳池穴，返本还原似嫡亲，

戊申时注解溪胃，大肠庚戌曲池真，

壬子气纳三焦寄，井穴关冲一片金，

关冲属金壬属水，子母相生恩义深。

癸日亥时井涌泉，乙丑行间穴必然，

丁卯俞穴神门是，本寻肾水太溪原，

包络大陵原并过，己巳商丘内踝边，

辛未肺经合尺泽，癸酉中冲包络连，

子午截时安定穴，留传后学莫忘言。

在上面"子午流注逐日按时定穴歌"中，日干、时辰、经脉流注、气穴、阴阳的变化，五行的母子相生，以及经脉的返本还原，都介绍得清清楚楚，而且都依规律性地发展变化着。如甲木生丙火，五行中木生火。《十二经脉纳天干歌》中，甲属胆，丙属小肠，甲木胆经生丙火小肠经，所谓"经生经"；甲日戌时开阳井金穴窍阴，到了子时气血便流注到小肠经的荥穴前谷。窍阴为阳井金，前谷为阳荥水，五行中金生水也。此即所谓"穴生穴"。日干甲日流注到乙日，为阳到阴，再由乙日流注到丙日，为阴到阳……"所谓阴阳者，天地之道也"。《易传·系辞上》曰："一阴一阳谓之道。""天地之道也"者，即天地间的规律，也就是自然界的本来面目。"一阴一阳谓之道"者，即自然界呈现着刚柔、雌雄、幽显、寒暑、水火，等等，也就是说天地万物按照阴阳的相对平衡，刚柔相配的自然规律发展着，变化着；不如此就发展不下去了，客观世界的本来面目就是这样。

在上边"子午流注逐日按时定穴歌"中，如时间一推移，日干、时辰、阴阳、五行、脏腑经脉、气血流注的穴位,都随之变化。所以说祖国医学的整体恒动观、阴阳五行学说、运气学说、经络学说、适应论,集中在"子午流注针法"中运用了。正由于高度集中地运用了中医精深的理论,从而形成了"子午流注针法"这个伟大成果问世。所以明代针灸学家杨继洲在其所著的《针灸大成·流注时日》中说:"按日起时,循经寻穴,时上有穴,穴上有时,分明实落,不必数上衍数。""子午流注逐日按时定穴歌"的作者徐文伯掌握了客观世界的规律,因此,"子午流注逐日按时定穴歌",全然符合"客观世界的本来面目",所以在临床上获得了惊人的效果。正由于"子午流注针法"是医学领域里的真正科学知识,今天在世界范围内产生了巨大的影响!各国科学家对"子午流注针法"的研究,日益重视,并引其向纵深发展。

第五节 "子午流注针法" 的规律模式源于运气学说

五运六气运行的规律模式，为"子午流注针法"所借鉴。五运六气发展变化以年、月时间为基础，六十年为一运行循环周期；而"子午流注针法"以日、时为时间基础，以六十日为一运行循环周期。其主要共同点都是以时间为准则。如无时间，便无一切可言了。运气学说、"子午流注针法"，没有时间就没有发展变化的内容了。它们都是以天干、地支为符号标记年、月、日、时，阴阳，五行发展变化的规律。所以说，"子午流注"发展变化的规律模式，与五运六气发展变化的规律模式有相同的地方，《素问·六微旨大论》云："天气始于甲，地气始于子，子甲相合，名曰岁立。谨候其时，气可与期。"《素问·六节藏象大论》云："五运相袭，而皆治之，终期之日，周而复始。时立气布，如环无端，候亦同法。"在上面的经文里，五运六气的纪年，运用了"天气始于甲，地气始于子，子甲相合，名曰岁立"，而"子午流注针法"也运用了"子甲相合"，以立日时，并且气候都在时间上。在运行周期中，某种一定的时间推移，即出现某种一定的气候；而在

"子午流注针法"则以某种一定的经脉气穴出现。五运以次相袭，一岁之中，各主时而皆治之。至终期之日，周而复始，四时立则节气布，如环之无端。经文里"时立气布，如环无端"，而"子午流注针法"中的逐日十二时辰立，经脉气穴布，岂不是完全符合"时立气布"吗？并且也是以六十花甲子为周期的运行，如环无端地周而复始。

《素问·六元正纪大论》云："先立其年，以明其气。金、木、水、火、土运气之数，寒、暑、燥、湿、风、火临御之化，则天道可见，民气可调，阴阳卷舒，近而无惑。"高士宗解释云："先立其年者，立其五运在中之年也。以明其气者，明其司天在泉上下之气也。立年明气，如金、木、水、火、土运行之数，寒、暑、燥、湿、风、火临御之化，皆可得而明矣。能如是也，则天道可见，民气可调，阴阳卷舒，近而无惑。"上面经文的"先立其年，以明其气"；而"子午流注"的先立其日时，以知其经脉气穴，与经文有同样的精神实质。"子午流注"中也蕴涵着"金、木、水、火、土运行之数，寒、暑、燥、湿、风、火临御之化"。所以说，"子午流注针法"的精神内容与五运六气有相同之处。

《灵枢·顺气一日分为四时》云："以一日分为四时，朝则为春，日中为夏，日入为秋，夜半为冬。"这就明确指出了一日可比作一年。一日既比作一年，十二时辰即可比作十二个月了。五运六气以六十年为一周天，周而复始。"子午流注针法"以六十日为一周天，周而复始。其原理模式皆相同，不过时间长短周天大小不同罢了。

《素问·天元纪大论》云："夫五运阴阳者，天地之道也，万物之纲纪，变化之父母，生杀之本始，神明之府也，可不通乎。"阴阳五行是宇宙万物变化生杀的根本，是人类万物精神气质变化的源泉，是天地间万物发展的自然规律，而且万物也必须遵循五运阴阳的规律法则向前发展。人们岂敢不通阴阳五行的道理。《素问·天元纪大论》又云："故物生谓之化，物极谓之变……所以欲知天地之阴阳者，应天之气，动而不息，故五岁而右迁，应地之气，静而守位，故六期而环会。动静相召，上下相临，阴阳相错，而变由生也。"以上经文与徐氏"子午流注逐日按时定穴歌"结合来看，"子午流注针法"的规律模式大部分符合"五运六气学说"的结构。如天干属阳，地支属阴。天干属阳，如甲日为土运，经过乙、丙、丁、戊日又是土运。经过庚、辛、壬、癸日又逢甲日土运，长此运行无已，周而复始，这就是所谓"应天之气，动而不息，故五岁而右迁"。不过将五岁当作五日就行了。前面已经说过《灵枢·顺气一日分为四时》，一日既可比作四时，那么一日就可比作一年了。所以五岁即可比作五日了。地支属阴，在"子午流注逐日按时定穴歌"中，从戌时起经过子、寅、辰、午、申时转入乙日酉时，共经过了六个时辰。到了乙日，从酉时起经过亥、丑、卯、巳、未时转入丙日申时……每天流注六个时辰，环转到癸日后，又环转到甲日戌时。这就相当于六气的环会，"静而守位"。"子午流注针法"与"五运六气"同样由于"动静相召,上下相临,阴阳相错"而发展变化着。

《素问·天元纪大论》又云:"甲己之岁,土运统之;乙庚之岁,金运统之;丙辛之岁,水运统之;丁壬之岁,木运统之;戊癸之岁,火运统之。"在"子午流注针法"中,则有《针灸大成·流注时日》:"合者,甲与己合化土,乙与庚合化金,丙与辛合化水,丁与壬合化木,戊与癸合化火。""运气学说"为"甲己同运"。"子午流注针法"则为"甲己同宗"。由此观之,"子午流注针法"原理模式与"运气学说"有相同之处。

"运气学说"以时间为基础,以时间的推移而运气变化着;"子午流注针法"也同样以时间为基础,以时间推移而逐日地气血流注变化着。"子午流注针法"与"运气学说"同样以时间为基础;同样以阴阳、五行学说、整体恒动观为内涵发展变化着,又同样运用了天干、地支相合为说理工具:在"运气学说"中有"子甲相合,名曰岁立",在"子午流注针法"中也有"子甲相合,以立日时",而两者在五行发展变化的关系上都以甲己合而化土,乙庚合而化金,丙辛合而化水,丁壬合而化木,戊癸合而化火。

综上所述,"子午流注针法"有关时日推算则源于"运气学说"的原理模式。当然运气学说为运气学说,子午流注为子午流注,并不是子午流注运用了运气学说的主要部分原理模式就等同于运气学说了。"运气学说"范围广而大,而"子午流注针法"运用"运气学说"的原理模式装备了自己。"运气学说"主要为医论，理论中蕴涵着实用；而"子午流注针法"主要为实用，实用中蕴涵着理论。

在科学上运用已公认的科学道理说明某学科的精神意义和实用价值，不但不影响某学科的独特性，反而更能取得公众的信任。所以说，"子午流注针法"运用了"运气学说"的原理模式装备自己，更充分显示了"子午流注针法"的科学性。如詹天佑修筑京张铁路上山时运用了物理学上的"单摆运动定律"，解决了铁路工程上的难题，火车上山成功，使京张铁路名闻中外，而京张铁路上山这一段，岂能说是"单摆运动定律"吗？

第六节　时间是"子午流注针法"的基础

时间的推移，给一些生物带来了生命和力量；对另一些生物加速了衰败和毁灭。所以生物得时则生旺，失时则败灭。因之《素问·六节藏象论》云"气数者，所以纪化生之用也"是带有生杀的。气数即一年之中的二十四节气，一年四季气候的推移变化，给一些得时的生物增加了生命的活力，同时促使着一些失时的生物减少了生命的活力或败灭。

"子午流注针法"以时间为根据，时间的推移引起了客观世界的一切变化。"子午流注针法"的主要手段，为的是适应时间。因为时间随着气来。如《黄帝内经》言"时立气布""德流气布""布气真灵"等，所谓"气"是一切物质的基础。如化学实验的氢气氧气，氢二氧一化合后便成水了。假如没有氢气和氧气，便无水可说了。所以《素问·六元正纪大论》云："位时气月可知乎，所谓气也。"祖国医学和西方医学主要不同之点，就在于重视时间和气。

时间和气候的关系非常紧密。时间一推移，气候就变化，如桴鼓之应，影之随形。所以有其时必有其气，有其气必有其物，有其物必有其人以应之。人不能违背物，物不能违背气，气不能违背时。如果非其时而有其气，那时序就错乱了，就要发生疾病的灾害。所以《素问·六微旨大论》云："应则顺，否则逆，逆则变生，变生则病。"又云："物生其应也，气脉其应也。"对上面的经文高士宗解释为"应者，时至物生，不先不后，有常序也。故应则顺，否则逆。物不应期，或先或后，失其常序，故否则逆。逆则变生，变生则为民病矣。以天时之气而征于地，则物应四时，故物生其应也。物生其应，以明应则顺否则逆也。以天时之气而征于人，则脉应四时，故气脉其应也。气脉其应，以明逆则变生，变生则病也"。

物生之应，气脉之应，都是以时间为转移为根据。由此观之，时序的推移是促使一切事物发展变化的总根源。古代医家根据这一变化的渊源，把天地之时、气、物，与人浑为一体作具体的观察、研究、分析、归纳，而后总结出系统性、规律性的"子午流注针法"。这样认识问题符合了《素问·玉版论要》所言的"揆度奇恒，道在于一"的诊断法则，又符合了《素问·脉要精微论》所说的"补泻勿失，与天地如一，得一之情，以知死生"的治疗法则。

古代医家对于时间在治疗上是非常重视的。"子午流注针法"的萌芽，就是在治疗上重视时间产生的。

《素问·六节藏象论》云："气数者，所以纪化生之用也。……谨候其时，气可与期，失时反候，五治不分，邪僻内生，工不能禁也。"《灵枢·百病死生》云："可补则补，可泻则泻，无逆天时，是谓至治。"《素问·六元正纪大论》云：
"无失天信，无逆气宜，无冀其胜，无赞其复，是谓至治。"
根据以上经文的精神实质内涵，终不离时之与气，可见，《黄
帝内经》的立论是非常重视时间和气的。《灵枢·小针解》
云："要与之期者，知气之可取之时也。"《灵枢·寿夭刚柔》
云："谨度病端，与时相应。"《素问·八正神明论》云："是
以因天时而调气血也。是以天寒无刺，天温无疑，月生无泻，
月满无补，月郭空无治。是谓得时而调之。因天之序，盛虚之
时，移光定位，正立而待之。"《素问·五运行大论》云："从
其气则和，逢其气则病。"《灵枢·根结》云："用针之要，在
于知调阴阳。调阴与阳，精气乃光，合形与气，使神内藏。"
《灵枢·顺气一日分为四时》云："顺天之时，而病可与期。"
《素问·至真要大论》云："审察病机，无失气宜。"《灵枢·
卫气行》云："岁有十二月，日有十二辰，子午为经，卯酉为
纬。……谨候其时，病可与期；失时反候者，百病不治。故曰
刺实者刺其来也。刺虚者刺其去也。此言气存亡之时，以候虚
实而刺之。是故谨候气之所在而刺之，是谓逢时。"《黄帝内
经》反复言时与气，时之与气即气数也，为天地之至数，变
化之渊源，病之所以生，病之所以得到治愈，都与时间有关，
所以《素问·五常政大论》云："化不可待，时不可违。"祖
国医学对于时间和气候节律性的认识，结合人体对时间气候节
律性的相适应的自然规律，从而总结出"应则顺，否则逆，
逆则变生，变生则病"的结论。因此，"子午流注针法"适应

了人体脏腑经脉气血流注运行的节律性，而人体脏腑经脉气血流注运行是要适应时间时序的节律性的。换句话说，"子午流注针法"适应了时序的节律性，也就符合了人体脏腑经脉气血流注适应时序节律性的自然规律。这样就符合了客观世界的本来面目。所以，"子午流注针法"理论体系的建立，终于遵循了《黄帝内经》之"谨度病端，与时相应"的认识。所谓"顺天之时"，"是以因天时而调气血也"；所谓"审察病机，无失气宜"，"是谓得时而调之"。并且按照"谨候其时，病可与期"的原则，选择了"是故谨候气之所在而刺之，是谓逢时"的针刺法则；遵守了"化不可代，时不可违"。"凡治不察天之纪，不明地之理，则灾害至矣"的戒律。从而建立了"子午流注针法"的完整体系；达到了"知气之可取之时也"的目的。真所谓"无逆天时，是谓至治"，"无失天信，无逆气宜"的精密针术。

人体是在适应时序的节律性中生存，不能适应时序的节律性则病，甚则死亡。"子午流注针法"根据时序的节律性，创立了规律性的针刺疗法，以适应时序，以校正病人与正常无病人的差距。何以校正呢？就是用补泻的方法。所谓差距者，就是有余或不足，有余则泻，不足则补。从而使病人一切与自然界相适应，恢复正常，以求得疾病的痊愈。

时与气是一切物质的基础。如无时间时序的推移和气，便无一切物质可言了。时间时序的时气是促使物质运动变化的总动力。如物离开时间便无以表现其运动的形式了。任何物质失掉了时间，就失了存在的意义。

时间时序者，为万物变化之源。掌握时间时序，就掌握了变化之源。所以《易传·系辞上》云："变通莫大乎四时。"意言变化都在四时的时间上。《易传·系辞上》又云："易不可见，则乾坤或几乎息矣。"这就是说看不见变化，乾坤就毁灭了。"乾坤毁，则易不可见矣"，即天地毁灭，无日月运行，就看不到变化了。所以有时序的推移，才可见到"易"。因此《易传·系辞上》云："法象莫大乎天地，变通莫大乎四时。"就是取法乎象，没有大于天地的。自然界现象的规律变化，有不可抗拒的尊严性；变化不能超出四时的时序。也就是说自然界现象和万物的变化都是在时间的时序上进行的。

《易传》一语点破了宇宙万物统一的整体性以及时间的巨大作用。自然界现象的变化，一切事物发展的变化，都与时间有关。如无时间，万物的发展变化，便无着落了。这就是"子午流注针法"以时间为基础的意义。

《黄帝内经》与《易传》在一些哲学思想领域里，具有共同的哲学思想渊源：《易传·系辞下》言："宓戏（伏羲）氏仰观象于天，俯观法于地……近取诸身，远取诸物，于是始作八卦。"《黄帝内经》则有《素问·五运行大论》云："夫变化之用，天垂象，地成形，……仰观其象，虽远可知矣。"又有《素问·阴阳应象大论》云："故治不法天之纪，不用地之理，则灾害至矣。"这何尝不是观象于天，观法于地呢？《易传·系辞上》言："一阴一阳之谓道。"在《黄帝内经》则有

"阴阳者，天地之道也"（《素问·阴阳应象大论》）。上面《易传》和《黄帝内经》的经文在对自然界的认识上，充分表现了互通之处。《易传》对医学的影响很大，促成了祖国医学理论的形成。

近几年来，由于"生物钟学说"得到了公认，在国外出现了"时间生物学""时间生物医学"。中外医学家对四时、日、月和超年度的周期性变化，以及人的生理和病理活动也具有相适应的周期性的认识。中外医学家在这种统一认识下，找到了共同的语言。

据《健康报》1981年12月27日刊载：《中医"因时制宜"与时间生物医学》一文中指出："大量研究表明，人的生命确实具有和外界环境周期性变化基本上相适应的昼夜变动及周、日、月、年节律。这个新观点不仅动摇了狭义"自身稳定"在现代生理学和医学中的统治地位，也为古老的中医理论提供了科学的证据。"该文又指出"近十年来，时间生物学的发展迅猛，在医学各分支学科，时间病理学、时间免疫学、时间流行病学、时间药理学和时间毒理学、时间诊断学和时间治疗学、时间老年病学、时间营养学和时间功效学等的研究非常活跃。美、德、法、日、意、英、印度及苏联等国，都设立了专门研究机构，进行动物实验、临床研究和社会调查。应用择时疗法治疗疾病，也取得了引人注目的进展"。国外近几年来深刻认识到"时间"对客观事物存在所起的作用和意义。该文又指出："目前在国际时间生物学会的推动下，学术活动频繁，书刊大量涌现，科研协作跨单位。跨地区，跨国界，很可能引起医学变革。因而日益受到重视。"

该文简明扼要地指出了"历代医家继承和发扬了'因时制宜'的治疗原则，积累了丰富的经验，并创造出独特的'子午流注针法'，是我国宝贵的医学遗产"。

今天世界各国对"生物钟学说""子午流注针法"的日益重视，更应当引起我们的足够重视，更应当珍惜、爱护发扬祖国医学的宝贵遗产，使之居于世界的领先地位，为国家，为民族，为炎黄祖先争光，保持我们祖国号称"文明古国"的荣誉称号。

祖国医学的"子午流注针法"，几千年前就是在时间的周期性和人体相适应的节律性认识下问世的。这种观点符合了客观世界的本来面目，它是与天地同不朽的，因为它的哲学思想的物质基础是自然界，体现了自然规律；只要自然界不变，自然规律是不会变的。自然规律不会变，它的理论是不会变的。诚所谓"传之后世，无有终时"。我们的祖国医学是多么的文明，精深伟大啊！我们的祖先，我们的民族，又是多么的聪明圣智啊！

前面已经提到了时间的推移，给一些事物带来了生命和活力；相反地给一些事物带来衰败和灭亡。即《素问·四气调神大论》云："夫四时阴阳者，万物之根本也。……万物之终始也，死生之本也。"《素问·六节藏象大论》云："气数者，所以纪化生之用也。"上面经文的含义是由于四时的变化，阴阳的盛衰而产生了万物的终始和死生。由于每年的二十四节气时令的推移往复，在自然界出现了万物的生生化化。从这里可以看出万物是受制于时间的。由此可推导出时间的推移对客观事物存在的作用定律：

事物得时则生旺；事物失时则败灭。事物生旺败灭之程度与得时失时之强度成正比。

一切含生之伦在得时生旺期，健壮成长；失时没落期，衰败死亡。万物皆然。如种植庄稼，失了农时就减产，甚则无收成。动物、植物成长期，得时生旺健壮挺拔；衰老期失时衰败枯萎灭亡。关中在小满节气左右，油菜成熟，收获油菜。芒种节气左右小麦成熟，收获小麦。这就是生物受制于时令的现实例证。

"时间生物学""时间生物医学"，它们都是根据"生物钟学说"问世的。"生物钟学说"岂能与"子午流注针法"相媲美？"子午流注针法"蕴涵着阴阳、五行学说，整体恒动观，运气学说等哲理；生物钟学说则无上述中医的哲理运用。"子午流注针法"有几千年的发展史；而"生物钟学说"只有几十年的发展史。"生物钟学说"近似于"子午流注针法"的部分内涵。所以说"生物钟学说"粗而浅，幼而小；"子午流注针法"精而深，壮而大。"生物钟学说"岂能望"子午流注针法"的肩背呀！

《黄帝内经》几千年前早已用了所谓"时间生物医学"的精神实质。至于所提到的国外现在兴起的"时间诊断学""时间治疗学""时间药理学"等，祖国医学早已应用了，而且著之于典籍：《素问·移精变气论》云："夫色之变化，以应四时之脉。"见其色而不得其脉则病。这就是时间诊断学。《素问·诊要经终论》云："春夏秋冬，各有所刺，法其所在。"此言当依四时随人气之所在而进行针刺治疗。《素问·平人气象论》云："脉得四时之顺，曰病无他。脉反四时，及不间藏，曰难已。"《素问·玉机真脏论》云："所谓逆四时者，春得肺脉，夏得肾脉，秋得心脉，冬得脾脉，其至皆悬绝沉涩者，命曰逆四时，未有藏形，于春夏而脉沉涩，秋冬而脉浮大，名曰逆四时也。"上面经文为脉诊与时间关系的论述，可称为时间脉象诊断学。《灵枢·四时气》云："四时之气，各有所在，灸刺之道，得气穴为定。"《灵枢·本输》云："春取络脉诸荥大经分肉之间，甚者深取之，间者浅取之。夏取诸俞孙络肌肉皮肤之上。秋取诸合，余如春法。冬取诸井诸俞之分，欲深而留之。此四时之序，气之所处，病之所舍，藏之所宜。"上面经文论述按四时之气治疗疾病，可以说是"时间治疗学"。

历代医家宗《黄帝内经》之说，对于时序的推移，在治疗方面、用药方面、针刺方面都有所发挥，总结了宝贵的经验：汉代张仲景在《伤寒杂病论》中云："大法春宜汗，秋宜泻。"金元时期窦汉卿《标幽赋》云："察岁时于天道……春夏瘦而刺浅，秋冬肥而刺深。"明代李时珍在《本草纲目·四时用药例》云："经云'必先岁气，无伐天和'。又曰：'升降浮沉则顺之，寒热温凉则逆之。'故春月宜加辛温之药，薄荷、荆芥之类，以顺春升之气。夏月宜加辛热之药，香薷、生姜之类，以顺夏浮之气。长夏宜加甘苦辛温之药，人参、白术、苍术、黄柏之类，以顺化成之气。秋月宜加酸温之药，芍药、乌梅之类，以顺秋降之气。冬月宜加苦寒之药，黄芩、知母之类，以顺冬沉之气。所谓顺四时而养天和也。"以上为各代医家因时序的变化，在治疗上、用药上、针刺上做出了相应的不同法则，以求得疾病的痊愈。

　　祖国医学按四时的治疗、用药、针刺总结的经验、理论，今天成为人类医学发展的主导方向。祖国医学在几千年前已为人类医学奠定了科学的基础和正确的方向。正如前面所提到的美国医学界人士著文盛赞中医的成就时说："五千年前的医学技术奠定了现代的科学基础……即中国医学的理论基础超出了西方医学的现代范围的推测。"

　　祖国医学传统的根据时序的推移治疗、用药、针刺等治疗疾病，为"子午流注针法"揭示了客观现实的基础。在这种思想认识下，人们逐渐认识到人体是在适应节律性的时序中生存，如不能适应时序的节律性则病，甚则死亡。而"子午流注"根据时序的节律性，创立了规律性的针刺疗法，以校正人体脱离时序的差距，从而使人与自然界相适应。所谓差距者，就是相差多少的意思，多为有余，少为不足，有余则泻，不足则补，以求得阴阳相平而疾病痊愈。此即《素问·气交变大论》所言："通于人气之变化者，人事也。……所谓治化而人应之也。"

至于祖国医学中的阴阳、气血、经络、藏象、脉论等学说，莫不关涉时间因素。前面已经提到《素问·脏气法时论》，阐述了脏气遵循四时、日、时的变化而应变活动着。再引此论说明时间的周期性和脏气的节律性相适应，符合了自然界的规律。结合今天所谓"时间生物医学"而言，更能体现出祖国医学"本太素浑元之理，阐天人合一之道"。人与自然界为统一的整体，而自然界是人类生命的源泉。《素问·宝命全形论》云："人以天地之气生，四时之法成。"人是生于自然界的，人与自然界有着千丝万缕的联系。人不能离开自然界而生存，不能舍弃万物而生活。所以人类为了生存，适应自然界，利用万物，便成为一个非常重要的课题。因此，《素问·脏气法时论》云："黄帝问岐伯曰：合人形以法四时、五行而治，何如而从，何如而逆？得失之意，愿闻其事。"高士宗解释为："合人形通体经脉，外而皮毛，内而腑脏，以法天地之四时五行而诊治之，何如？则法天地而从，何如？则不法天地而逆，反逆为从则得，反从为逆则失。愿闻从逆得失之事，而探诸岐伯也。"岐伯对曰："五行者，金、木、水、火、土也。更贵更贱，以知死生，以决成败，而定五脏之气，间甚之时，死生之期也。"高士宗解释为："四时之气，不外五行。五行者，金、木、水、火、土也。贵者，木旺于春，火旺于夏；贱者，木败于秋，火灭于冬。更贵更贱者，生化叠乘，寒暑往来也。以更贵更贱之理，以知病之死生，以决治之成败，而五脏之旺气可定，病之间甚，死生之期，皆可定也。"这段经文即内含着时间推移的节律性，又有五行生克制化的作用，从而出现五脏之气生旺衰败相适应的规律性，由于掌握了时间和五脏之气相适应的规律性，因而可测知病之间甚，死生之期。

第七节 脏气、脉象在时序推移的节律性中反映出相应的规律性

《素问·脏气法时论》云:"病在心,愈于长夏。长夏不愈,甚于冬。冬不死,持于春,起于夏。"高士宗解释云:"心,火也,长夏,土也。土为火之子,故病在心,愈在长夏。子气旺而病不愈,至冬则水克火,而病甚矣。冬不死,持于春,木生火也。至夏则火气复旺,故起于夏。……此脏气法一岁之四时也。"

经文又云:"心病者,愈在戊己,戊己不愈,加于壬癸。壬癸不死,持于甲乙,起于丙丁。"高士宗解释云:"心病愈在戊己,即病在心,愈在长夏也。戊己不愈,加于壬癸,即长夏不愈,甚于冬也。壬癸不死,持于甲乙,即冬不死,持于春也。起于丙丁,即起于夏也。此脏气法十干之四时也。"

经文云:"心病者,日中慧,夜半甚,平旦静。"高士宗解释云:"日中乃火旺之时,故日中慧,即起于夏,起于丙丁也。夜半乃水旺之时,水克火,故夜半甚,即甚于冬,加于壬癸也。平旦乃木旺之时,木生火,故平静,即持于春,持于甲乙也。此脏气法一日之四时也。"

以上为心脏在时序节律性中的规律性反应。上面以心脏为例说明脏气遵循时序的节律性变化。其他脏气莫不以时序的推移而规律性地变化着。

《素问·脉要精微论》云："春日浮，如鱼之游在波；夏日在肤，泛泛乎万物有余；秋日下肤，蛰虫将去；冬日在骨，蛰虫周密，君子居室。"高士宗解释云："春日之气机从下而上，故春日脉浮，其形如鱼之游在波；夏日，气机充满于外，故夏日之脉在肤，其形泛泛乎如万物之有余；秋日，气机从外而内，故秋日之脉肤，其形如蛰虫之将去；冬日，气机内藏而伏，故冬日之脉在骨，其形如蛰虫之周密，复如君子之居室。"

以上经文在几千年前已论述了人体的脏气、脉象在时间节律性的变化上而相应变化的关系，足见祖国医学识见之精深！祖国医学以广阔的视野观察自然界的规律，掌握自然界的规律，尤其以四时变化对人体的生理、病理的影响，特别重视，因此，总结出四时节律性的变化而人体相适应四时规律性的养生之道。视今日的所谓"控制论""气象学说"等精神实质，无不散见于《黄帝内经》等典籍、医论的海洋中。

黄帝在经文中赞鬼臾区曰："光乎哉道！明乎哉论！请著之玉版，藏之金匮。"（《灵枢·岁露论》）黄帝又赞岐伯曰："至哉！圣人之道，天地大化，运行之节，临御之纪，阴阳之政，寒暑之令，非夫子孰能通之！请藏之灵兰之室。"（《素问·六元正纪大论》）他们为祖国医学建立了万世不朽的功绩，受到黄帝称颂与赞扬，当之而无愧。

金代窦汉卿在所著《标幽赋》中云："一日取六十六穴之法，方见幽微。一时取十二经脉之原，始知要妙。……推于十干十变，知孔穴之开合。论其五行五脏，察日时之旺衰。"这都是以时间的推移为准则，在《黄帝内经》的思想理论基础上，把"子午流注针法"推向高度的发展。

第八节　古代有关哲学思想渗入医学领域

古代有关哲学思想渗入医学领域，对"子午流注针法"的形成起了促进作用，前面谈过了《易经》与医学在某些哲学思想上有共同之处。现在介绍《道德经》与医学的哲学思想关系：

《道德经·第二十五章》云："天法道，道法自然。"此即是说天地四时的运行，宇宙万物的变化是遵循一定规律的，而这种规律是遵循自然界变化的。在医则有《素问·上古天真论》云："法于阴阳，和于术数。"《素问·八正神明论》云："法天则地，合以天光。"《灵枢·本神》云："故智者之养生也，必顺四时而适寒暑。"此即含有遵循阴阳自然规律，适应自然界四时寒暑的精神。医家经典也基本上蕴涵着"道法自然"的精神。

《道德经·第六十四章》云："为之于未有，治之于未乱。"在医则《素问·四气调神大论》云："圣人不治已病治未病。"

《道德经·第七十七章》云："天之道，其犹张弓欤？高者抑之，下者举之。"在医则有《素问·气交变大论》云：

"夫五运之政,犹权衡也,高者抑之,下者举之。"

《道德经·第七十七章》云:"天之道,损有余而补不足。"在医则"有余泻之,不足补之"。

由上面经文来看,医道两家在精神上某些地方有相似的内涵。因此《道德经》与《黄帝内经》的哲学思想有互通之处。所以《易经》《道德经》对医学影响很大,滋长了祖国医学的发展。

"易"讲变化,"道"言规律。由于事物的变化与时间的时序有关,在什么样的规律时序中,就出现什么样的规律性变化。这样就给古代医家提供了在规律性变化中,祛除疾病的规律性的"子午流注针法"的客观现实。

《易经》为论述事物发展变化的专著,《道德经》为论述自然界事物发展运动的规律,都含有朴素唯物辩证法的观点,所以渗入医学领域,为医学开阔了视野,丰富了医学的内容。"子午流注针法"以整体恒动变化的观点认识事物和疾病,同时把人体的疾病与自然界时序关联起来,而且以自然时序发展变化的规律观察病变而治疗疾病。这样就符合了客观世界的本来面目,所以,"子午流注针法"获得了成功。

"道"字含有规律、法则的意义;又作道理、道路讲,有通的意思。《素问·气交变大论》云:"夫道者,上知天文,下知地理,中知人事,可以长久。"

"道"即通晓各种规律知识。所谓"道者无往而不通",不通则暗于道,所以一通就有道。要解决复杂性的问题,就得要通。通明了就能适应事物的复杂性，能适应问题的复杂性，就能处理复杂性的矛盾。所以中医经常提到"养生之道"、针灸学的"灸刺之道"，都是在找出正确的规律而遵循之。"子午流注针法"就是这样认识问题的。

第九节 自然界为"子午流注针法"的物质基础

"子午流注针法"的物质基础是自然界，把握自然界周期性时序运动的节律性，以及人体对自然界时序相适应的节律性反应，在人体适应时序的变化过程中，找出每一经脉生旺之时，就能找到针灸治病的最好时间，凭此进行治疗，以求得高水平的医疗效果。因此，"子午流注针法"以所谓"道"的规律法则，把所要解决问题所涉及的复杂关系综合在一起，形成统一的认识，然后再以所谓"道"的规律法则对所要解决的问题，形成统一的认识，从而得出解决问题的法则。犹如曹冲称象，就合于道了。《灵枢·五乱》云："有道以来，有道以去。"就是说疾病按一定的规律发生与变化，疾病也能由于合乎规律的治疗而痊愈。至于《黄帝内经》所言的"是谓得道""针道""刺道""光乎哉道""明乎哉道""宣明大道"……可作规律、法则、通明解。"道"字在《黄帝内经》里被反复提到，对《黄帝内经》的所谓"道"领悟不清，就很难理解全书的精神实质。

《灵枢·外揣》，就是以"道"为总纲或规律认识事物的。

不了解"道"的内涵就难以理解事物彼此间的规律性。这一道理给"子午流注针法"形成完整的体系提供了一大启发。从而"子午流注针法"以"道"的规律、法则认识问题，并以此法则处理疾病。"黄帝曰：余闻九针九篇，余亲受其调，颇得其意。夫九针者，始于一而终于九，然未得其要道也。……余知其合于天道、人事、四时之变也；然余愿杂之毫毛，浑束为一，可乎？岐伯曰：明乎哉问也！非独针道焉，夫治国亦然。黄帝曰：余愿闻针道，非国事也。岐伯曰：夫治国者，夫惟道焉，非道，何可小大深浅杂合而为一乎。……日与月焉，水与镜焉，鼓与响焉，夫日月之明，不失其影，水镜之察，不失其形，鼓响之应，不后其声，动摇则应和，尽得其情。……昭昭之明不可蔽，其不可蔽，不失阴阳也。合而察之，切而验之，见而得之，若清水明镜之不失其形也。五音不彰，五色不明，五脏波荡，若是则内外相袭，若鼓之应桴，响之应声，影之似形。故远者，司外揣内，近者，司内揣外，是谓阴阳之极，天地之盖。"（《灵枢·外揣》）"子午流注针法"六十六穴"浑束为一"完整系统的针疗法则，颇受上边经文"夫惟道焉，非道，何可小大深浅杂合而为一乎"的启示。运用对立统一的阴阳变化规律，就可以表知里，以此知彼，以远知近，以近知远。以一日十二时辰的推移，观察人体、经脉、气血的流注，从而得知时序与脏腑、经脉、气血在变化上有相应的规律性，于是把人体、阴阳、一日十二时辰的变化，脏腑、经脉、气穴以及气血流注与天干、地支相合，从而对一定时间内诸因素的错杂关系做广泛的综合研究分析，系统归纳，通过实验总结出在各经穴气血生旺之时开穴针灸治病，就能收到较好的效果。然后以"道"的规律，按对立统一的阴阳变化关系，把六十六穴关联起来，制定"子午流注针法"完整体系的精密针术，此即所谓"纳甲法"。另外还有"纳子法""灵龟八法"等，为针灸学做出了巨大的突破。笔者运用《素问·脏气法时论》撰著了《脏气法时针法》于1983年在陕西中医学院学报发表（见第三章）。

第十节 《孙子兵法》助推了 "子午流注针法"的形成

《孙子兵法》与祖国医学在哲学思想上颇有互通之处，起到了有助于"子午流注针法"形成的推动作用。

《〈孙子兵法〉新编·谋攻篇》云："知己知彼，百战不殆。""子午流注针法"先掌握了十二经脉各经的气血流注生旺之时，为"知己"正气生旺的经穴；再"知彼"邪气在同一时间无有利条件，这样的知邪知正，选择有利时机针刺治病，与兵家抓住有利战机之时克敌制胜有同样的道理。

《〈孙子兵法〉新编·谋攻篇》又云："百战百胜，非善之善者也。不战而屈人之兵，善之善者也。"这与《黄帝内经》里的"圣人不治已病治未病，不治已乱治未乱"（《素问·四气调神大论》）出于同一哲理。

《孙子兵法·虚实篇》云："能因敌变化而取胜者谓之神。""子午流注针法"正是运用了正邪的变化而取得针治的成功。且上文与《黄帝内经》"审察病机，无失气宜"（《素问·至真要大论》），"谨度病端，与时相应"（《灵枢·寿夭刚柔》）的含义有共同的哲学思想基础。

《孙子兵法·地形篇》云:"知天知地,胜乃可全。"此与《黄帝内经》为了防病、治病、养生,要通天文,知地理,"法天则地,合一天光",在精神意义上有相通之处。

所以徐灵胎《用药如用兵论》云:"孙武子十三篇,治病之法尽之矣。"

古代有关哲学思想对医学起了促进作用,而《黄帝内经》的哲学思想对各家的学术思想也是有鼓舞性、启发性的,它们之间是相得而益彰的。"子午流注针法"在《黄帝内经》的学术思想体系指导下,并且接受了古代有关哲学思想的启发、促进,从而建立了精密、完整、系统、规律性的"子午流注针法",为针灸学做出了重大的突破。

第十一节 适应论为"子午流注针法"提供了科学的论证

祖国医学的适应论，为"子午流注针法"因人因时制宜提供了科学的论证，"适应"是一切生物求生存的天然本能。"子午流注针法"中的十二经脉气血流注的生旺衰败，就是人体天然本能适应自然界时序的节律性而产生的规律性反应。至于运用"子午流注针法"治疗疾病，就是为了适应这一自然规律，因时而进行针刺治疗。此即《灵枢·小针解》云："要与之期者，知气之可取之时也。"

祖国医学适应论的精神，贯穿在《黄帝内经》的各个部分：《素问·气交变大论》云："通于人气之变化者，人事也。……所谓治化而人应之也。"《素问·宝命全形论》云："人能应四时者，天地为之父母也。"《灵枢·本神》云："故智者之养生也，必顺四时而适寒暑。节饮食而调刚柔，和喜怒而安居处。"《灵枢·师传》云："夫治民与自治，治彼与治此，治小与治大，治国与治家，未有逆而能治之者也。夫惟顺而已矣。顺者，非独阴阳脉，论气之逆顺也，百姓人民皆欲顺其志也。"

以上经文说明了人要顺应自然规律，便可以得治，可祛病延年，并且治理国家者在精神上也要顺从人民的心意。

《灵枢·顺气一日分为四时》云："顺天之时，而病可与期。"《素问·六微旨大论》云："应则顺，否则逆，逆则生变，变则生病。"《灵枢·海论》云："得顺者生，得逆者败。"《灵枢·五乱》云："五行有序，四时有分，相顺则治，相逆则乱。"《灵枢·百病始生》云："无逆天时，是谓至治。"

以上总的经文精神：人能适应自然规律和时序，则有病可治愈。适应自然规律就可以得生，不顺应自然规律便要败灭。

令人更注意的《素问·四气调神论》云："夫四时阴阳者，万物之根本也。……逆之则灾害生，从之则苛疾不起。……从阴阳则生，逆之则死。从之则治，逆之则乱。"《素问·阴阳应象大论》云："故凡治不法天之纪，不用地之理，则灾害至矣。"这些都充分说明了适应自然规律的重要性，以及自然规律是不可抗拒的。

《素问·六元正纪大论》云："黄帝问曰：六化六变，胜复淫治……夫五运之化，或从天气，或逆天气，或从天气而逆地气，或从地气而逆天气，或相得，或不相得，余未能明其事，欲通天之纪，从地之理，和其运，调其化，使上下合德，无相夺伦，天地升降，不失其宜，五运宣行，勿乖其政，调之正味，从逆奈何？"从以上经文看，黄帝从各方面采取措施，以适应自然规律及阴阳错乱而引起的风云变幻所形成的疾病。一部《黄帝内经》蕴涵着适应论的精神，这是非常宝贵的观点。

达尔文的"进化论"很好地给《黄帝内经》适应自然规律提供了科学的证据。"进化论"论述了"物竞天择，优胜劣汰；适者生存，不适者淘汰"，就是说在自然界生存竞争中的万物，能适应周围环境的自然规律，就能继续生存下去；不能适应，就被淘汰了。达尔文的"进化论"比《黄帝内经》迟了几千年。由此可见，《黄帝内经》的学术思想是多么的精深啊！至于现代所谓"控制论""气象医学""生物钟学说"等，都能很好地为祖国医学理论之源泉的《黄帝内经》提供科学的证据，或者说做出发挥。

"子午流注针法"遵循了祖国医学适应论的原则和启示，适应了自然规律，适应了时间，适应了病机，适应了经脉气穴，适应了阴阳五行，因此创立了一种完整精密的针法。"子午流注针法"的治病技术成果，将永远在人类医学史上放射出灿烂的光辉。

然而令人遗憾的是，清末至中华人民共和国建立之前，由于政治的腐败，大众不能认识闪光的真知，使祖国宝贵的医学遗产无人过问。在那"西风东渐，崇洋媚外"的思潮影响下，特别是针灸学，几乎被埋没，竟有一些不学不懂子午流注者误认"子午流注针法"为"荒诞无稽"。要不是中华人民共和国建立之后党中央落实中医政策，祖国医学的珍宝"针灸学"实有濒于灭亡失传的危险！"子午流注针法"的丢失，更不用说了。多危险啊，真令人思之流冷汗！党中央是多么英明伟大啊！挽救了中医，挽救了针灸学。今天西方先进国家都在努力学习我们的中医、针灸学。今天美国加利福尼亚州成立了针灸大学，巴西成立了针灸大学，西德成立了"国际中医学会"。美国医学博士斯卡咨著文称："我们这个时代的医学正在受着两千多年以前一本叫《黄帝内经》的医书中所提出的宇宙能学说的影响和启发。这个书确实是针灸学家的圣经。"（见《国外医学》.1982.1）由此观之，可见祖国医学在全世界的巨大影响。

党中央早就说过："祖国医学是一个伟大的宝库。"这个认识是多么英明深远呀！现在被全世界科学家证明了党的深远的预见性。

由于党中央落实了中医政策，祖国医学在国内外引起了科学家的高度重视，于是大量研究人员对"子午流注针法"采取了现代科学手段进行研究。上海中医研究所运用光子发射技术证实十二经脉在其生旺之时的光子量特别多；国外发现主时经与非主时经皮肤电生理特性有明显的区别，在主时经电阻低，电流强度大（见 1979 年 11 月《成都中医学院学报》第四期）。

据 1981 年 12 月 27 日《健康报》刊载《"子午流注针法"值得研究》一文："记者请吕医师（吕国中）谈谈继承发扬'子午流注'问题……吕医师说，我希望有关领导部门对'子午流注'给予适当重视和支持。如果搞好了，很可能在赶超世界医学水平上做出贡献。……如果'子午流注'长期没有客观指标和对照组比较，也就难于说明它的疗效优于一般针法。在这方面，我们做了一些尝试……对 12 例冠心病病人用肌电图观察，针刺开穴记录同经穴位 24 人次，结果出现针刺'得气'肌电信号 18 人次，占 75%；而针刺闭穴记录同经穴位 24 人次，只出现针刺'得气'肌电信号 11 人次，占45.8%。用心电图观察，针刺 24 人次，其中 T 波、ST 段改善21 人次，占 87.5%；针刺闭穴 24 人次，其中 T 波 ST 段改善13 人次，占 54.1%。同样我们对 66 例腰腿痛病人针刺开穴时，'得气'肌电信号出现率也明显比针刺闭穴的高。'子午流注针法'开、合穴确有其特异性，有一定物质基础和临床实用价值，值得运用现代科学方法进行深入的研究……"我们学院针灸系运用"子午流注针法"，在临床上取得了令人满意的效果。

第十二节 结论与展望

综上所述，"子午流注针法"是有物质基础的。同时紧扣着时间的推移，适应了人体与时序的节律性，符合了自然规律的本来面目，所以几千年来，在针疗上经临床检验是有实用价值的。因此，"子午流注针法"是科学的，是毋庸置疑的，而认为"子午流注"荒诞无稽者，应面对科学的现实。经过几千年实践检验过的实效知识，可以说是可靠的真理了。

"子午流注针法"在国外引起了巨大的反应，日益受到广大科学家的重视，正在向纵深发展，很可能引起医学变革。有些远见之士认为在 21 世纪，中医将成为世界医学。这一看法是有道理的，原因是正道必行。在事物的发展规律中，总是先进的、高级的，优胜于落后的、低级的。所以我们要在党的领导下努力发扬祖国医学遗产，为国家，为民族争光，为人民造福，使针灸学有所突破。

第三章

李白清先生学术思想及经验摘录

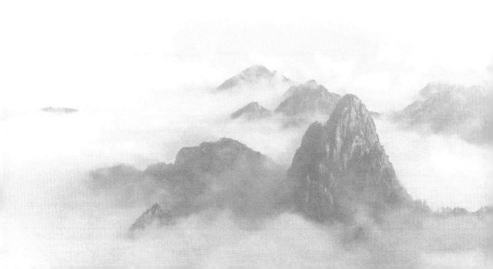

一、"脏气法时针法"的设想

（一）"脏气法时"针法的提出

"脏气法时针法"的提出，是根据《素问·脏气法时论》的五脏之气，遵循五行属性、四时五行生克制化盛衰的规律性及相应的变化，并结合"子午流注针法"原理提出的。

《素问·脏气法时论》云："五行者，金、木、水、火、土也。更贵更贱，以知死生，以决成败，而定五脏之气，间甚之时，死生之期也。"高士宗直解为："四时之气，不外五行，五行者，金木水火土也。贵者，木旺于春，火旺于夏；贱者，木败于秋，火灭于冬。更贵更贱者，生化叠乘，寒暑往来也。以更贵更贱之理，以知病之死生，以决治之成败，而五脏之旺气可定，病之间甚，死生之期，皆可定也。"

运用五行学探讨脏气的动态平衡与整体及病理发展变化的关系，由于五脏之气木（肝）火（心）土（脾）金（肺）水（肾）按照一年的四时五行、十日干的四时五行、一日的四时五行，相应地呈周期性规律发展变化着，因而产生了五脏之气生旺衰败的周期规律运动变化。根据这一客观规律的本来面目，就可按照"子午流注"针法原理，推演出治疗脏病的"脏气法时"针法。如治某一脏病，在某一脏气生旺之时针刺。"脏气法时"针法，笔者认为其对脏病的治疗是具有针对性的。这一针法基本合于四时五行的。《素问·离合真邪论》云："因不知合之四时五行，因加相胜，释邪攻正，绝人长命。"可见合于四时五行在治疗上的重要了。

（二）"脏气法时针法"的物质基础与理论根据

"脏气法时针法"的物质基础为《素问·脏气法时论》中，五脏之气遵循四时五行的规律性。其理论根据为"子午流注针法"理论。

"子午流注针法"是按十二经脉的流注相应时序推移的节律性，在各经生旺之时针治病症而建立的针刺法则，以治疗各经所适应的病症。而"脏气法时针法"，五脏之气与时序同样有节律性的推移与周期性、节律性的循环生旺之时，因之可推导出"子午流注"式的"脏气法时针法"，在各脏气生旺之时针治各脏病症。这种选时按时针刺治病，符合《素问·刺法论》所论的"当取其化源也"。就是说在生化之源所在之时，泻邪气之有余，补正气之不足。这更符合《灵枢·九针十二原》所言的"知其往来，要与之期"。这句经文的含义是针刺的时候要与气血盛衰运行的往来、时序推移的往来合拍。正如《灵枢·卫气行》云："谨候其时，病可与期。失时反候者，百病不治。……是故谨候气之所在而刺之，是谓逢时。"《灵枢·寿夭刚柔》云："谨度病端，与时相应。"所以"脏气法时针法"根据"子午流注针法"原理按时取穴针治脏病，符合了《黄帝内经》所要求的针刺"逢时"和"与时相应"的原则。从而达到了《素问·六元正纪大论》所论的"无失天信，无逆气宜……是谓甚治"的标准，以及《素问·至真要大论》所论的"谨候气宜，无失病机"的治则。因此可取得满意的针治效果。

"子午流注针法"与"脏气法时针法"，都是渊源于《素问·六元正纪大论》所论的"金、木、水、火、土，运行之数，寒、暑、燥、湿、风、火，临御之化"。它们都是本于"运气学说"。"子午流注针法"与"脏气法时针法"都以干支的循环变化而主时，它们都是根据《素问·六微旨大论》所论的"天气始于甲，地气始于子，子甲相合，名曰岁立，谨候其时，气可与期"的候时求气规律而选时求气。因此五脏之气对时序的规律性反应与十二经脉气血对时序的反应具有同样的内涵。

《素问·脏气法时论》云："夫邪气之客于身也，以胜相加，至其所生而愈，至其所不胜而甚，至于所生而持，自得其位而起。"上文揭示了五脏病变在五行生克制化过程中规律性的病理变化关系。任应秋云："所谓'以胜相加'，就是包括五运六气太过不及、互相克制、互相乘侮等关系。如燥金伤木、寒水凌心、风木乘脾、火热灼肺、湿土侵肾等都是。我所生的（即相生）叫作'所生'，我不胜而被克的叫作'所不胜'，生我者也叫作'所生'，本气自旺，叫作'自得其位'"〔任应秋．中医各家学说（第五版）［M］．上海：上海科学技术出版社，1983〕。"脏气法时针法"就是在本气自旺时针治脏病的。

中医的阴阳五行学说源于自然界万物发展变化的规律。而万物之所以"生、长、壮、老、已"，与四时的"生、长、化、收、藏"，都是渊源于"天地动静，五行迁复"。而"天地动静，五行迁复"又源于宇宙星系运行不息的规律性。而星系在运行中产生了动能和位能，同时有的星体还放射出光和热及其他射线和微量元素，这种动能和位能形成了宇宙万物发展变化的动力源泉。这一动力也就是《素问·天元纪大论》所论的"布气真灵"。古代医家对宇宙万物发展变化的规律性通过观察、认识、实践，从而总结出阴阳五行学说，以阴阳五行学说的法则认识疾病，预防疾病，治疗疾病，这就为中医建立了一套以阴阳五行学说为基础的完整理论体系。而"子午流注针法"与"脏气法时针法"就是在这一理论基础上建立的。

综上所述，"脏气法时针法"是按照客观世界的规律设想的。李正道教授说："我们从事研究的任务是去发现客观世界的规律。……人们掌握了客观世界的规律，也就获得了更多的自由"（《光明日报》．1981.12.25）。所以说，"脏气法时针法"的设想，是有意义的，有价值的。因为这样的设想，有可靠的物质基础和牢固的理论根据。

(三)"脏气法时针法"的应用

1. "脏气法时针法"对肝病的治疗

按《素问·脏气法时论》云:"病在肝,愈于夏,甚于秋。秋不死,持于冬,起于春。肝病者,愈在丙丁,丙丁不愈,加于庚辛,庚辛不死,持于壬癸,起于甲乙,肝病者,平旦慧,下晡甚,夜半静。"上面的经文即肝病在一年四季中、十日干中和一日十二时辰中病理与时相应的规律性变化。既知脏气的衰败生旺之时,就可按照"子午流注针法"原理在其生旺之时针治脏病。

(1)取穴

主穴:太冲、光明。配穴:章门。

选取经穴的理论根据:按《素问·脏气法时论》云:"肝主春,足厥阴少阳主治,其日甲乙。"太冲为足厥阴肝经的原穴。《灵枢·九针十二原》云:"五脏有疾,当取之十二原。……凡此十二原者,主治五脏六腑之有疾者也。"光明为足少阳胆经之络穴,肝与胆相表里,因之取光明以疏通脏腑的气血,借以调和阴阳,以使脏腑相和,表里相应。又取章门者,因脏会章门,有调治脏病的功能。以上诸穴的配合所组成的针刺方,根据补虚泻实的法规,可使脏腑经络通,气血从,"令其条达,而致和平"。"脏气法时针法"的选穴,是在古人原络配穴的基础上发展的。其所以不同者,强调了时间性,强调对脏病的治疗,运用了《素问·脏气法时论》的脏气生旺之时。

（2）开穴日时

甲乙日平旦。其他日干平旦亦可。春季、甲乙日、平旦最好，他季甲乙平旦次之。其他日干平旦又次之。

开穴时间理论根据：按"子午流注针法"原理在脏气生旺之时开穴。所以开穴时间理由与"子午流注针法"同。以上为"脏气法时针法"对肝病的治疗。

2. "脏气法时针法"对心病的治疗

按《素问·脏气法时论》云："病在心，愈在长夏，长夏不愈，甚于冬。冬不死，持于春，起于夏。心病者，愈在戊己，戊己不愈，加于壬癸。壬癸不死，持于甲乙，起于丙丁。心病者，日中慧，夜半甚，平旦静。"

上面的经文为心病在一年四季中、十日干中和一日十二辰中与时相应的规律性变化。即可按"子午流注针法"原理在心气生旺之时针治心病。

（1）取穴

主穴：神门、支正。配穴：章门。

取穴理论根据为《素问·脏气法时论》所论的"心主夏，手少阴太阳主治，其日丙丁"。神门为手少阴心经之原穴，支正为手太阳经之络穴。脏为阴，腑为阳，取其脏之原穴，腑之络穴，使阴阳相调，脏腑相和。配章门者与治肝病同。

（2）开穴时间

丙丁日、日中。其他日干日中亦可，不过不及丙丁日效高。因丙丁日既得日干中时气，又得十日干中的日气。若在夏季丙丁日还可得从一岁之岁气，那效果就更好了。

开穴时间的理论根据：同"子午流注针法"原理。

以上为"脏气法时针法"对心病的治疗。

3. "脏气法时针法"对脾病的治疗

按《素问·脏气法时论》云："脾主长夏，足太阴、阳明主治，其日戊己。病在脾，愈在秋，秋不愈，甚于春。春不死，持于夏，起于长夏。脾病者，愈在庚辛，庚辛不愈，加于甲乙。甲乙不死，持于丙丁，起于戊己。脾病者，日昳慧，日出甚，下晡静。"

上面的经文为脾病一年四季中，十日干中及一日十二时辰中与时变化相应的规律性。根据"子午流注针法"原理在脾气生旺之时针治脾病。

（1）取穴

主穴：太白、丰隆。配穴：章门。取穴理由同前。

（2）开穴时间：戊己日日昳（未时），其他日干日昳亦可（可逢日时之气）。戊己日既逢日干之气，又逢日时之气。

开穴时间理由同前。

4. "脏气法时针法"对肺病的治疗

按《素问·脏气法时论》云："肺主秋，手太阴、阳明主治，其日庚辛。病在肺，愈在冬，冬不愈，甚于夏。夏不死，持于长夏，起于秋。肺病者，愈在壬癸，壬癸不愈，加于丙丁。丙丁不死，持于戊己，起于庚辛。肺病者，下晡慧，日中甚，夜半静。"

以上经文为肺病一年四季中、十日干中及一日十二时辰中变化与时相应的规律性，根据"子午流注针法"原理，在肺气生旺之时针治肺病。

（1）取穴

主穴：太渊、偏历。配穴：章门。取穴的理论根据同前。

（2）开穴时间

庚辛日下晡。其他日干下晡亦可。开穴时间理由同前。

5."脏气法时针法"对肾病的治疗

按《素问·脏气法时论》云："肾主冬，足少阴、太阳主治，其日壬癸。病在肾，愈在春，春不愈，甚于长夏。长夏不死，持于秋，起于冬。肾病者，愈在甲乙，甲乙不愈，加于戊己。戊己不死，持于庚辛，起于壬癸。肾病者，夜半慧，四季甚，下晡静。"

以上经文为肾病一年四时中，十日干中，一日十二时辰中与时变化相应的规律性。根据"子午流注针法"原理，在肾气生旺之时针治肾病。

（1）取穴

主穴：太溪、飞扬。配穴：章门。取穴的理论根据同前。

（2）开穴时间

壬癸日夜半。其他日干夜半亦可。开穴时间的理论根据同前。

上面介绍了"脏气法时针法"对五脏病的治疗。关于取穴、开穴时间，还可运用"子午流注针法"原理探索主时脏母子穴的选用，以及"甲与己合""乙与庚合"夫妻穴的互用。"脏气法时针法"以脏病所取之穴为主，并不排除选配适应证之要穴。

6. 病例三则

（1）对肝病的治疗

一村妇，为我院阎某之乡亲，病足腿痛，屈而不能伸，不能行走。诊其脉弦而涩。上午八时许（辰时）为针太冲、光明配风府，应针而起。自己行走下楼返家。此症未针章门即见愈。其所以配风府者，按《针灸聚英》所载的"肘后歌"云"腿脚有疾风府寻"，因其腿"能屈不能伸，其病在筋"。"肝主筋"，所以作肝病处理。

（2）对心病的治疗

任某为乾县大王公社人，患气短、心慌、烦乱不安、失眠、肢体浮肿、脉短数而结代，上午十一时许（午时，即日中）为针神门、支正、章门、内关，当时快然。后服炙甘草汤、雄蜂蛹而愈。

（3）对肺病的治疗

临潼陕西省华清干部疗养院董某患咳嗽气喘三年多，脉浮短而稍带数，为针太渊、偏历、章门一次病愈。针时为下晡（下午四时许，当时为冬天）。

（四）总结

近几年来，国内外科学家对"生物钟学说""子午流注学说"越来越重视，并且努力研究取得了成果。因此有人认为将引起医学上巨大的变革。国外有些科学家称"子午流注"为"中国钟"。本文运用"子午流注"原理探讨"脏气法时针法"对脏病的治疗，也是一个有趣的尝试。

祖国医学确实是一个"伟大的宝库"。祖国传统的科学思想越来越受到全世界科学家的重视。科技史权威学者李约瑟博士说："中国传统的科学思想，可能在科学发展中，发挥大于人们所承认的作用。"（见《新体育》1980 年 8 月刊文《生命的科学》）著名物理学家普里戈金曾经指出："中国传统的学术思想是着重于研究整体性和自发性，研究协调与协同。现代科学的发展，更符合中国的哲学思想。"（见《新体育》1980 年 8 月刊文《生命的科学》）祖国医学的阴阳五行学说，正是上面国外科学家所称赞的主要内容。

当举国上下正在建设四化的时候，祖国医学国粹"子午流注针法"焕发了青春，是非常鼓舞人们心弦的！因而笔者拙写了运用"子午流注针法"原理探讨"脏气法时针法"对脏病的治疗。由于学习不够，错误之处，在所难免，作为"抛砖引玉"，请同志们指正。

二、中医的特色

（一）中医药走向世界

人类医学巨著之冠的《黄帝内经》，闪烁着永不磨灭的光辉，由于人类对真理"至道"的追求，中医药的所长，即中医药的特色，越来越得到全世界的信任与发扬。今天全世界很多医学家认为中医是人类最优秀的医学，在全世界范围内掀起了"中医热"。目前，中医药已传播到世界上 180 多个国家和地区，80 多个国家与中国政府签订了政府间协议。中国已在国外建立了 10 多个中医药中心，以后还将建立一批中医药中心，使之成为中医药海外发展的基地。

中医学走向世界的过程中，最突出的特点是一些科学技术和现代医学高度发达的国家彻底改变了过去歧视、排斥中医学的态度。旧金山成立了美国中医学院，法国医学院校早将中医名著《黄帝内经》与《伤寒论》的学术思想引进教学内容中。法国为了使中医教材日趋完善，翻译了大量中医药古籍文献。德国学者文树德，用德文、英文出版《本草史》《中医经典原著导读》等著作；并出版了英文、德文版的《中国医学思想史》，常作为大学讲座教材使用。英国设不列颠医学针刺学院，并设有针刺博士学位。由此可见，真理（至道）迟早会被人们承认的，证明了我们祖先的聪明圣智。

"中医热的主要原因：一是化学合成药所具有的严重副作用，已成为药害；二是现代医学对一些疾病拿不出有效的治疗方法；三是现代医学基本认识论和方法论具有局限性。而中医学恰恰在这三个问题方面都不存在什么问题。国际上一些著名医学家认定轻视中医药是完全错误的。中医学中的整体观是现代医学必须学习的内容，探讨如何使西医能够接受中医药学的途径是十分重要的课题"（见《光明日报》1985 年 4 月 28 日刊文《中医药在国外迅速发展》）。上文对中医在国外受到高度的崇拜与认真学习，作了现实的写照。近来中医药传播继续向纵深发展，如《神奇的消痔灵正在走向世界》一文中所言：史兆岐教授获得了布鲁塞尔里卡世界发明博览会一级骑士勋章，为祖国、为中医药学争得荣誉。由此可见，中医药在国际上享有崇高的威望。这不过是中医在国外初露锋芒，中医药真正是"开不完的春柳春风满画楼"。

（二）中医整体观，经久不衰的特色

中医整体观的学术思想，把人体的各部分看作一个整体，同时把人体的生理功能、病变机理，与大自然界扣在一起，因此与自然界浑然一理，阐发了"天人合一"之道。这一学术思想的特色，符合了客观世界的本来面目，符合了自然界的规律。自然界是永恒不衰的，因而它的规律也是永恒的。正由于此，以自然界为物质基础形成的学术思想，就赋有永恒不衰的特色。高武在《针灸聚英》中云："夫'易'谓穷斯变、通、久，《素》《难》者，垂之万世而无弊，不可谓穷，不容于变，而自通且久也。"在《素问·气交变大论》中黄帝赞岐伯云："所谓精光之论，大圣之业，宣明大道，通于无穷，究于无极也。"《素问·天元纪大论》云："夫子之言，上终天气，下毕地纪，可谓悉矣。……使百姓昭著，上下和亲，德泽下流，子孙无忧，传之后世，无有终时。"《黄帝内经》的作者对自己不朽的巨著，认为其流传后世是永恒不灭的，确是真知灼见。

《黄帝内经》的巨大特色是符合了客观世界的规律。《灵枢·外揣》云："黄帝曰：夫九针者，小之则无内，大之则无

外，深不可为下，高不可为盖，恍惚无穷，流溢无极，余知其合于天道、人事、四时之变也。"这说明针道符合自然界客观世界天道、人事、四时之变的规律。《黄帝内经》的学术思想，确实是"德配天地，道贯古今"的。

在《科学家的可贵品德》一文中，李正道教授说："我们从事研究的任务是去发现客观世界的规律，而不是主观硬造出一个什么东西来。一旦我们的想法符合客观世界的本来面目，那你就会发现它是那样的美妙。人们掌握了客观世界的规律，也就获得了更大的自由。"（见《光明日报》1981年12月25日刊文）祖国医学永恒不衰的特色，就是掌握了客观世界的规律：阴阳学说的阴阳互为之根、对立的统一；五行学说的亢、害承制；运气学说的金、木、水、火、土运行之数，寒、暑、燥、湿、风、火临御之化。中医的阴阳、五行、运气学说体现了客观世界的本来面目，《黄帝内经》所谓"天地之纲纪，变化之渊源"符合"天地之道"的学术思想，即符合客观自然界的学术思想，可与自然界同不朽，共终始。

（三）中医理论体系的特色

中医理论体系的特色，完全渊源于客观世界的自然规律，即阴阳五行学说、运气学说。阴阳学说为中医理论体系的总纲。阴阳学说再发展变化就产生五行学说，都是自然界发展变化的本来面目。《素问·阴阳应象大论》云："阴阳者，天地之道也，万物之纲纪，变化之父母，生杀之本始，神明之府也。"高士宗解释云："应象者，天地之阴阳，人身之阴阳，皆有形象之可应也。天地之阴阳，应象与人身，人身之阴阳，应象与天地。五运五行，应象万方。"如天为阳，地为阴；男为阳，女为阴；火为阳，水为阴。……由于阴阳对立的统一，而产生万物的发展变化，"生、长、壮、老、已"。所以《素问·四气调神大论》云："夫四时阴阳者，万物之根本也。所以圣人春夏养阳，秋冬养阴，以从其根，故与万物浮沉于生长之门；逆其根，则伐其本，坏其真矣。故阴阳四时者，万物之终始也，死生之本也，逆之则灾害生，从之则苛疾不起，是谓得道。"上面的经文言顺从阴阳客观世界规律则健康无病，逆客观世界规律则灾害生而病。

中医发现了客观世界的整体规律、阴阳规律、五行规律、运气规律，运用客观世界的规律建立了永恒不朽的中医理论体系、临床治疗法则，为人类医学做出了巨大贡献。运用中医药学说检定的中药，从《神农本草经》到现在几千年，没有淘汰一样中药，而西方药物，所谓经专家和科学检定的药品，过几年就要淘汰禁用一批。由此可见中医药的奇特。

中医的哲学思想符合了客观世界的规律，因而与《易经》的仰观象于天、俯察形于地的核心内容相符。"易"谓"一阴一阳之谓道"，"法象莫大乎天地，变通莫大乎四时"，都是遵循客观世界的规律。这就是医缘于易之所在。中医的理论体系，始终抓住了客观世界的天道、人事、四时之变，正由于抓住了大自然的总规律，所以又符合了《道德经》的"天法道、道法自然"的总精神。自然界的发展变化遵循着一定的规律，而这种规律遵循着自然界的本来法则。因此《黄帝内经》《易经》《道德经》的学术思想都是以客观世界的本来面目为其物质基础。它们是同一整体恒动观的哲学思想渊源，同源而异流。

中医的理论体系与道相合，以前有人说中医学术思想是唯心论，《易经》是玄学，这冤枉了伟大的学术思想。《黄帝内经》论"天地之道"。《易经》言："法象莫大乎天地。"哪里有比天地自然界还伟大牢固的物质？中医以自然界"天地之道"为物质基础，以自然规律浑一之理，论天人合一之道，而遭受非议，实为可冤！

五行学说的特色：行即表示运动的意思。五行指金、木、水、火、土五种属性的物质整体互相运动发展变化的关系，显示了中医学术思想的整体恒动观。五行生克制化的规律为"亢害承制"。"亢则害，承乃制。制则生化，外列盛衰，害则败乱，生化大病。"中医的五行学说，抓住了客观世界五种物质属性发展变化的规律，为中医奠定了理论基础。《素问·天元纪大论》云："天有五行御五位，以生、寒、暑、燥、湿、风，人有五脏化五气，以生、喜、怒、悲、忧、恐。"中医用五行区分五脏的属性，在临床诊断、治疗上取得了巨大成功。喜、怒、悲、忧、恐为五脏之情志，以五行生克制化的更治之理，推及五脏之气互相更治的法则，真是奥妙无穷，开拓了治疗学的广阔天地。

如五脏之气的"悲胜怒"，"怒胜思"，"思胜恐"，"恐胜喜"，"喜胜忧"。所以诸葛亮为周瑜治病，就用了五行学说，以五脏之情志互相更治的法则，取得了痊愈的效果。周瑜忧曹兵而得病，孔明以"喜胜忧"之法治之。肺主忧，心主喜，肺在五行中属金，心属火。五行中火克金，五气中喜胜忧。孔明给周瑜解决东风问题，喜上心来，忧气顿消，忧病即愈。

再看范蠡以五行学说论吴王夫差病：大王之病将愈，当以己巳日见瘳，交三月壬申日痊愈。己巳日者，中央戊己土；壬申日者，北方壬癸水。肺病遇脾土生旺时可相持好转，五行中土生金也；遇子气肾水旺时可痊愈，五行中金生水也。所以知吴王病，为肺气方面病症。

按《素问·脏气法时论》云："五行者，金、木、水、火、土也，更贵更贱，以知生死，以决成败。"又云："夫邪气之客于身也，以胜相加，至其所生而愈，至其所不胜而甚，至于所生而持，自得其位而起，必先定五脏之脉，乃可言间甚之时，死生之期也。"上文说明了脏气的病变，在五行中是以胜相加的。如燥金伤肝，金克木；寒水凌心，水克火；火热灼肺，火克金；濡湿侵肾，土克水。五脏病该愈时，皆至其所生而愈，即子气旺盛时而愈。如肺病遇肾水生旺时愈，肺为肾母，肾为肺子，因五行中金生水。五脏病加重时，皆至其所不胜而甚，即遇克"行"时加剧，如肝病遇肺金一"行"生旺时加重，因五行中金克木。五脏病可以相持而减轻，皆至于所生母气生旺之时，如肺金病变遇脾土生旺时可相持而转轻，因五行中土生金。五脏病变至自旺之时可起色而好转，如肝病至木旺之时可好转。各脏皆然，但必须先明确决定五脏之病脉，然后方能推测疾病的轻重与生死日期。所以吴王夫差病愈的日期，是范蠡按中医五行学说推论的。这都是中医精深的理论，五行学说在临床的运用，也是中医闪光的特色。

现在中医已发展成为世界医学，受到国际科学界的注目。现代医学在向传统中医"回采"时，非常重视中医学的思路和临床方法，形成了一股继续一浪高一浪的"中医热"。惜乎！我们在医、教、研上忘掉了中医精深伟大的特色！而被浅化、简单化，缺乏主导性，经常被验证，被解释。在科学研究中，有些用西医的思路方法，条条框框处理中医科研课题，使中医内容离开了中医理论体系。对此，应当深思！谨防后代子孙到国外学中医去。

（四）中医临床特色

在临床方面，中医的特色更是丰富多彩，尤其是突出了整体性、恒动性、规律性、协调性、协同性。如用阴阳、五行学说的临床治疗：阳病治阴，阴病治阳；见肝之病，当先实脾，使肝木之邪不传于脾土（五行中木克土）。那么引申这一法则，见心之病，就当先实肺了，使火邪不传于肺金（五行中火克金）。其他脏亦然。"东方实，西方虚，泻南方，补北方。"即对于肝木实、肺金虚的病变，当泻心补肾。泻南方者，实则泻其子，心火为肝木之子；补北方者，肾水为肝木之母，虚则补其母，以扶肝木之正气。上文言"东方实"，即肝木实，何以又补其母呢？《黄帝内经》云："邪气盛则实，正气夺则虚。"（《素问·通评虚实论》）又云："邪之所至，其气必虚。"（《素问·评热病论》）所以"泻南方"者，泻肝之邪，"补北方"者，补肝之正，邪气已去，正气来复，何病之有？而对于"西方虚"者，即"泻南方"火邪，则火不刑金，肺金受荫，又兼之"补北方"肾水，（五行中金生水）子气旺盛，而母病虚者自愈矣。《素问·脏气法时论》云："夫邪气之客于身也，以胜相加，至其所生而愈。"这种五行生克制化治疗的法则，纠正了五行"亢则害"，使之"承乃制"，病就痊愈了。这充分显示了中医的博大精深，以及整体性、规律性、协调性的特色。

通过临床诊断上的望、闻、问、切，可以说使病情无所逃脱。《素问·阴阳应象大论》云："善诊者，察色按脉，先别阴阳，审清浊而知部分，视喘息听声音，而知所苦，观权衡规矩，而知病所主，观浮沉滑涩，而知病所生，以治无过，以诊则不失矣。"《素问·玉版论要》云："天下至数，五色脉变，揆度奇恒，道在于一。"以上经文言疾病诊断的方法，主要的一点是反常则害，害生则病。恒者，常也，奇者，非常也。还有重要的是色脉要与天地四时之气相一致。能一致则无病，即有病亦易治。如反常脉，"春夏而脉瘦，秋冬而脉浮大，命曰逆四时也"（《素问·平人气象论》）。逆四时之脉，则为之病脉。《素问·三部九候论》云："形盛脉细，少气不足以息者危。形瘦脉大，胸中多气者死。形气相得者生，三五不调者病。三部九候皆相失者死。"上面的经文充分体现了中医诊断的客观规律性、整体性、协调性。

特别是《素问·脉要精微论》所论："微妙在脉，不可不察，察之有纪，从阴阳始，始之有经，从五行生，生之有度，四时为宜，补泻勿失，与天地如一，得一之情，以知死生。"以上经文把中医的阴阳、五行、天道、人事、四时之变的关系，互相关联发展变化的整体性、恒动性全部介绍了。人之五色脉变与天道之阴阳、五行、四时能一致则无病，生；反之不一致则病，脉与四时、阴阳、五行逆而反者，病危，甚者死矣。领悟了这段经文，对《黄帝内经》学术思想可以说领悟了其要道了。

中医临床治疗方法，更是应变无穷。临床方药的治疗：汗、吐、下、和、温、清、消、补。方药治法多种，充分体现了临床用药法则的灵活多变性。

中医在治疗法则上因势利导，先后缓急，标本逆从，阴阳表里，寒热虚实等，都确立了相对应的治疗法则。《素问·阴阳应象大论》云："故善治者治皮毛，其次治肌肤，……其次治五脏，……其高者，因而越之。其下者，引而竭之。中满者，泻之于内。"《素问·五常政大论》云："治热以寒，温而行之；治寒以热，凉而行之；治温以清，冷而行之；治清以温，热而行之。故消之、削之、吐之、下之、补之、泻之，久新同法。"上面经文详细说明了各种不同病症的治法。至今在临床上仍有现实的意义。《素问·五常政大论》又告诫人们："必先岁气，毋伐天和，无盛盛，无虚虚，而遗人夭殃。无致邪，无失正，绝人长命。"上文告诫人们治疗疾病时，须察天时，审地理，不要伤天地冲和之气，不要治病时实其实，虚其虚，而遗病患于人；不要招致病邪，而失掉了正气，伤毁了人命。这都是天经地义的宝贵特色。

针灸临床治疗的特色，更是惊人。国际针灸学会执行主席让·索兹曾在巴黎出版的《世界卫生论坛》上撰文介绍中医，他说："中医有一种令人十分惊叹的特点——它的临床实践是如此正确，以至成为控制人的行为的生命能力的真实表现。"（见《健康报》1984年2月14日刊文）他还特别指出用中医针灸和按摩治病既有效又经济，尤其是针灸，抓住了人体生命的活动功能气血与四时的气候变化，进行迎随补泻的针灸治疗。《灵枢·寿夭刚柔》云："谨度病端，与时相应。"《灵枢·卫气行》云："谨候其时，病可与期；失时反候者，百病不治。……是故谨候气之所在而刺之，是谓逢时。"值得令人注意的是早在几千年前，中医就已运用了时间医学，比西方生物钟时间医学早了几千年。

针灸在临床上既有神妙的技术，更有精深的理论基础，早在几千年前，在《黄帝内经》记载的学术思想中已运用了今天所谓"控制论"的学术思想：《灵枢·本输》云："凡刺之道，必通十二经脉之所终始，络脉之所别处，五输之所留，六腑之所与合，四时之所出入，五脏之所留处，阔数之度，浅深之状，高下所至。"除此之外，针道还要合于"天道、人事、四时之变"的规律。这都是为了控制针灸治病的成功率，而必须掌握经脉、络脉的分布，腧穴气血运行的井、荥、输、经、合，四时气之所出入。控制论的核心思想：人们欲控制某种对象，首先要了解某种对象的总精神、性能、特色。这岂不是体现了控制论符合上面所言针灸之道的部分含义吗？还有达尔文的"进化论"学术思想，在《黄帝内经》里早有出现：《素问·四气调神大论》云："夫四时阴阳者，万物之根本也，所以圣人春夏养阳，秋冬养阴，以从其根，故与万物浮沉于生长之门。逆其根，则伐其本，坏其真矣。故阴阳四时者，万物之终始也，死生之本也，逆之则灾害生，从之则苛疾不起，是谓得道。"达尔文"进化论"的"适者生存，不适者则淘汰"，何曾不是顺应客观环境的含义呢？还有，阴阳学说几千年前早已运用了牛顿的"反作用定律"。阴极必生阳，阳极必生阴，蕴涵着"作用必生反作用，方向相反，力量相等"。阴阳的发展变化，正好是作用必生反作用，且"方向相反，力量相等"。以上种种说明了中医学术思想的宏伟壮观，不愧为人类医学之冠，显示了中医学术思想包罗"天地之道"的特色。

针灸的奇特医术，令人神往。有时一针中穴，立起沉疴。《灵枢·九针十二原》云："粗守形，上守神。……夫善用针者，取其疾也，犹拔刺也，犹雪污也，犹解结也，犹决闭也。疾虽久，犹可毕也，言不可治者，未得其术也。"可见针灸治病的迅捷巧妙，而且有立竿见影之功，所以震动了国际医学界，群起学习中国针灸学，掀起了世界"中医热"。

由于中医的天人一体观，对天道、人事、四时之变的认识，在《灵枢·顺气一日分为四时》中，确立了五变刺法：
"脏主冬，冬刺井；色主春，春刺荥；时主夏，夏刺输；音主
长夏，长夏刺经；味主秋，秋刺合。"上面的经文阐明了四时
气之不同变化，而取五输穴是因时而异的。由于时间推移对生
命的影响，中医非常重视时序的变化。所以《素问·六节藏
象大论》云："天度者，所以度日月之行也；气数者，所以纪
化生之用也。"日月星体运行之变化，形成了一年二十四节气
的气数，二十四节气的阴阳往复，寒暑之变，促成了万物化生
之用，并有生杀的定数。所谓"数之所在，非人力所能为"，
因此可见时间的重大意义。《易经》云："变通莫大乎四时。"
在《黄帝内经》时间医学的基础上形成了"子午流注针法"；
李时珍按四时用药，在临床上都取得了成功。中医时间医学的
特色，更显示了中医传统性的绚丽多彩。

中医的特色，就是中医的所长，即体天地之道，遵循自然
规律及其变化之渊源，建立了理论体系、诊断、治疗法则等。
由于中医独特的理论体系及独特的治疗法则，现在已发展成为
世界医学，受到国际科学界的注目。所以中医具有广阔的发展
前景，必将永远大放光明。

三、中医的时间医学

一切事物的发展、变化，都是在时序的规律中兴胜败灭。
"日中必移，月盈则亏"。物换星移，年华催人，无不在规律
性特定的时序中出现。如"暮春三月，江南草长，杂花生树，

群莺乱飞"。只有在"暮春三月",才能出现草长、杂花生树的景象。"池莲夏开,宫槐秋落"。过去未来,前因后果,无不由时间做结论。万物尽然,不可胜竭,人类亦然。"遥想公瑾当年,小乔初嫁了,雄姿英发"。是时序迎来了幸福美好的年华,"花落花谢飞满天,红消香断有谁怜……一朝春尽红颜老,花落人亡两不知",但也是时序带来了厄运。

先父在时常言:"好月不如好日,好日不如好时。"我们中华民族的祖先,聪明圣智,观察了自然界万物发展变化的规律,"天法道,道法自然"。"变通莫大乎四时"。所以孔子说:"天何言哉,四时行焉,百物生焉。"(《论语·阳货》)先贤发现了一切事物的兴盛衰败,都是由于得时失时的缘故,得时则兴旺发达,繁荣昌盛,失时则衰败没落,消灭死亡,因此,中医十分重视时间的因素。

伟大的《黄帝内经》,人类医学巨著之冠,阐发了人体与时间的规律性的关联。《素问·六微旨大论》云:"明乎哉问,天之道也!此因天之序,盛衰之时也。"天道就是四时寒暑往来盛衰的变化。《素问·四气调神大论》云:"夫四时阴阳者,万物之根本也。"《灵枢·本神》云:"故智者之养生也,必顺四时而适寒暑。"《素问·八正神明论》云:"因天时而调气血也……是谓得时而调之。"《灵枢·卫气行》云:"谨候其时,病可与期;失时反候者,百病不治。……是故谨候气之所在而刺之,是谓逢时。"《灵枢·寿夭刚柔》云:"谨度病端,与时相应。"几千年前,中医已运用了有利的天时及不违天时的治疗原则。所谓"谨奉天道，不可乱为，敬之者昌，慢之者亡，无道行私，必受夭殃"（《灵枢·终始》）。时序是不可抗拒的。

历代医家在《黄帝内经》学术思想的基础上，充分发扬了天之时。《伤寒论》云："大法春宜汗，秋宜泻。"《标幽赋》云："察岁时于天道……春夏瘦而刺浅；秋冬肥而刺深……一日取六十六穴之法，方见幽微，一时取十二经之原，始知要妙……论其五行五脏，察日时之旺衰。"只有把握有利时间进行治疗，才能获得临床医疗的高效。

"子午流注针法"根据人体经脉气血流注运行与时间节律性的相适应，制定了逐日按时定穴法，符合了客观世界的本来面目；遵循了《黄帝内经》"谨度病端，与时相应""顺天之时……是以因天时而调气血也""审察病机，无失气宜""是谓得时而调之"；并且按照"谨候其时，病可与期"的原则，选择了"是故谨候气之所在而刺之，是谓逢时"的针刺法则；遵循了"化不可代，时不可违"的戒律。先贤建立"子午流注针法"这一精密的完整体系，达到了"知气之可取之时也"的目的。诚所谓"无逆天时，是谓至治""无失天信，无逆气宜"的时间针刺医学。故《灵枢·九针十二原》云："夫善用针者，取其疾也，犹拔刺也，犹雪污也，犹解结也，犹决闭也。疾虽久，犹可毕也，言不可治者，未得其术也。"

李时珍把时间与用药关联起来，《本草纲目·四时用药例》云："春月宜加辛温之药，薄荷、荆芥之类，以顺春升之气；夏月宜加辛热之药，香薷、生姜之类，以顺夏浮之气……所谓顺四时而养天和也。"这实际上就是时间药物学的形成。

如上所论，有天体的运行，必有其时序，有其时必有其气，有其气必有其物，有其物必有其人以应之。人不能违物，物不能违气，气不能违时，时不能违天体的运行。所以《素问·六微旨大论》云："谨候其时，气可与期。"在特定时间，有特定的气候。由于万物的发展变化受时序节律性的影响，显示了兴旺发达、衰败毁灭的过程，因此可推导出一个"时间作用于万物发展变化的定律"，也叫"时间作用定律"：万物得时则兴旺发达；失时则衰败毁灭。其兴旺发达与衰败毁灭之程度，与得时失时之强度成正比。因此，在针灸、用药进行医疗上可找出最佳的治疗时间。

伟大的祖国医学，几千年前已运用了时间医学，比西方所谓"生物钟学说"兴起的时间早了几千年，且中医时间医学装备着阴阳五行学说，精而深，壮而大；西方时间医学则幼而小，粗而浅。所以今天全世界兴起了"中医热"，热爱中医，研究中医，信任、应用中医。很多有识之士认为，中医是人类非常宝贵的高级医学，中医理论基础是永恒的天地之道，具有临床疗效精准、持久等特点，而且一般无副作用等后顾之忧。

中医的时间医学是有理有据的理论体系，是丰富的临床经验的高度概括和总结，并且已经过几千年的实践检验。因此，完全可以说，中医是科学的，是真理。

四、中医不朽论

摘要：本文以客观自然界规律性的阴阳五行以及运气学说为依据论述了整体观的中医学术思想。由于自然界星体运行而形成自然界规律性周期性的永恒存在，给中医带来了不朽的物质基础。因此中医与天地同不朽。

本文同时引用了国外医学家，运用"宇宙能学说""守恒定律"等对中医进行研究，认为"宇宙能学说""守恒定律"蕴涵了中医的实质精神与概念，由于"宇宙能"不毁灭，"守恒定律"的永恒存在，又为中医不朽论做了科学的证明。中医渊源于自然界，星体运行、寒暑往来的天道、人事、四时之变。正是自然界天道、人事、四时之变的永恒存在，把中医导航到不朽的境界。

正文：

祖国医学是在整体恒动观的自然规律基础上发展起来的。祖国医学的整体恒动观本身就是多学科融合的一门科学。整体恒动观蕴涵着多学科，多学科支持了整体观。只有多学科的中医整体观才是自然的尽善尽美的医药学科，同时也只有通过多学科才能了解中医的整体观。如天文学、地理学、生物学、遗传学、数学、物理学、化学、心理学、四时寒暑、社会风尚、情志、形、色、气、味等，无不与医学有关。祖国医学之所以精深博大，就在于它蕴涵着多学科的整体观。

《素问·生气通天论》云："人以天地之气生，四时之法成。"《素问·脉要精微论》云:"微妙在脉,不可不察,察之有纪,从阴阳始,始之有经,从五行生,生之有度,四时为宜。补泻勿失,与天地如一,得一之情,以知死生。"上面的经文指出了人是依靠天地的大气和水谷的精气而存在,同时按照四时寒热温凉生活着。经文又指出了人的脉象是按照四时、五行生克制化的规律发展变化推动着,并且与自然界普遍相应地关联着。如果失掉了关联,那就与天地不如一了;不如一就生变而病。所以说"得一之情,以知死生"。

《庄子·齐物论》云:"天地与我并生,而万物与我为一。"这一看法与中医在哲学思想上,有共同的整体观。

《素问·四气调神大论》云:"夫四时阴阳者,万物之根本也。所以圣人春夏养阳,秋冬养阴,以从其根。故与万物浮沉于生长之门。……故阴阳四时者,万物之终始也,死生之本也,逆之则灾害生,从之则苛疾不起,是谓得道。"以上经文阐明了养生之道紧扣着阴阳四时的规律,并指出顺从阴阳,便可"与万物浮沉于生长之门",逆阴阳四时,则灾害生而苛疾起矣。这就把人与自然界的四时万物紧密地联系在一起,体现了《易经》所谓"法象莫大乎天地,变通莫大乎四时"。中医把《易经》的时间空间纵横观的整体观,融合在自己的学术思想中,充分显示了中医学术思想、整体恒动观的美好完善性。

因此,中医学术思想的物质基础是自然界和自然规律。自然界存在,就有自然规律的存在;有自然规律存在,就有四时阴阳、寒暑往来的存在；有四时阴阳的存在，就有中医学术思想的存在。所以说中医学术思想与天地共不朽，同始终。中医学术思想的不朽，并不是说中医就停滞在现有情况下不发展了。中医不会停滞不前的，中医将在自身学术思想指导下进步发展，精益求精，永不停歇。

明代高武在他所著《针灸聚英》云："夫易谓穷斯变通久，素难者，垂之万世而无弊。不可谓穷，不容于变，而自通且久也。"高武的看法是正确的，说明了中医的永恒不朽性。所以《素问·气交变大论》云："所谓精光之论，大圣之业，宣明大道，通于无穷，流于无极也。"可见《黄帝内经》的伟大作者早已深刻认识到这一学术思想的永恒性和不可磨灭性。因为《黄帝内经》的学术思想基础是永恒不灭的客观世界的自然规律。

自然规律是在不言而喻地影响着一切，谁也改变不了自然规律。《素问·六节藏象大论》云："天度者，所以度日月之行也；气数者，所以纪化生之用也。"谁能阻止日月之行？谁又能停止气数化生功能？是不可能的。退一步说，即使能阻止日月之行，停止气数化生功能，将要导致天地的毁灭。因此自然规律是一种不可抗拒的规律。客观的五行运化之数，不管你愿意生、长、壮、老、已否，而五行运化之数叫你壮，你就得壮，叫你老，你就得老……不得有任何保留余地。此之谓"数之所在，非人力所能为也"。

四时阴阳的变化，是由宇宙星体运行引起的。如《素问·天元纪大论》云："太虚寥廓，肇基化元，万物资始，五运终天，布气真灵，总统坤元，九星悬朗，七曜周旋，曰阴曰阳，……生生化化，品物咸章。"上面经文把万物的资始，阴阳五行，星体运行的位能与动能，以及万物由生而化、由化而生，整个联系在一起了，说明了中医整体观的全面性。

同时可以清楚地看出，四时运行的时序，与日月运行是有密切关系的。要使四时运行的时序停止，非日月运行停止不可，要停止日月运行，非大自然的天体有巨大的变更不可；日月运行如停止，那么天地就要失常毁灭了。所以《易经》云："天地毁，则易不可见矣……夫易不可见，则乾坤或几乎息矣。"（《易传·系辞上》）其意为天地毁灭了，那就什么变化都看不见了；看不见变化，乾坤就四塞止息了。

因此，中医的学术思想与天地同不朽。中医的学术思想渊源于自然之道，而自然之道遵循着大自然天体运行的自然规律，即《道德经》所谓"天法道，道法自然"。由此观之，祖国医学与《易经》《道德经》《孙子兵法》等，出于同一哲学思想渊源。

中医的学术思想既渊源于客观世界的自然之道，那么自然界不朽则自然之道就不朽；自然之道不朽，中医的学术思想就是不朽的。《素问·天元纪大论》云："夫子之言，上终天气，下毕地纪，可谓悉矣。……德泽下流，子孙无忧，传之后世，无有终时。"可见《黄帝内经》的作者早就认为其学术思想是"无有终时"的，而且明确笔之于书。

　　中医的学术思想，上面已经提到，是在自然规律基础上发展起来的，而自然规律来自天地之道的本来面目。所谓天地之道者，即自然界的四时阴阳变化，寒热更盛、五行迁复。天之时，地之理，人之事，互为作用，互相影响，互相依存，互相关联，互相发展、变化，既矛盾对立而又统一。如《素问·天元纪大论》云："天有五行御五位，以生寒暑燥湿风。……夫五运阴阳者，天地之道也，万物之纲纪，变化之父母，生杀之本始，神明之府也，可不通乎？"

　　上述经文对大自然阴阳、五行学说，以及万物变化生死的论点，皆本于客观的自然界，客观的自然界不变，中医的学术思想亦不变。又如《素问·至真要大论》云："夫百病之生也，皆生于风、寒、暑、湿、燥、火，以之化之变也。"只要有太空中星体运行所产生的位能与动能存在，风、寒、暑、湿、燥、火就是不能被消灭的。风、寒、暑、湿、燥、火既不能被消灭，那么中医对风、寒、暑、湿、燥、火所形成的理论体系，就必然是存在的，从而对风、寒、暑、湿、燥、火的偏盛偏衰形成的疾病，对应的理法方药也是必然存在的。

　　再从针灸上对中医的不朽作以论证：《素问·八正神明论》云："用针之服，必有法则焉。……法天则地，合以天光。……必候日月星辰、四时八正之气，气定乃刺之。……是以因天时而调气血也。"又《灵枢·外揣》云："夫九针者，小之则无内，大之则无外，……恍惚无穷，流溢无极，余知其合于天道人事四时之变也。"以上经文明确指出针道是根据天文、地理、人事、四时之变而形成的，确实是一门含有多学科的学问。如上所论：根据"日月星辰，四时八正之气"，因天时而调气血的针法，只要有"日、月、星、辰"与天时的存在，这种针法能消灭吗？是不能的。只要"天道人事四时之变"还存在，针道能腐朽吗？也是不能的。客观的存在，决定了客观的意识。针灸只有进步和发展，在它的学术思想基础上尽善尽美地发展。

根据上面所谈，中医是原原本本的天然医学，体现了大自然的本来面目。它的整体观学术思想，能与大自然的天道人事四时之变取得协调与协同，符合了自然界的整体性、规律性。《素问·八正神明论》云"合人形于阴阳四时虚实之应，冥冥之期"就说明了中医的本来面目。由于中医药与各方面的协调，因之负作用少，或无负作用。所以黄帝在《素问·六元正纪大论》中盛赞岐伯："至哉！圣人之道，天地大化，运行之节，临御之际，阴阳之政，寒暑之令，非夫子孰能通之。"唐代王冰《素问次注·序》认为，《素问》的学术思想精深博大，认为"其文简，其意博，其理奥，其趣深，天地之象分，阴阳之候列，变化之由表，死生之兆彰，不谋而遐迩自同，勿约而幽明斯契，稽其言有证，验之事不贰。诚可谓至道之宗，奉生之始也。丁载之后，方知人圣之慈惠无穷"。《黄帝内经》确实是人类医学不朽的巨著，今天全世界医家公认《黄帝内经》为世界医学巨著之冠。就是这部不朽的巨著，把中医引导到不朽的境界。

　　国外医学家近年来对中医非常推崇与热爱，掀起了研究中医的热潮。国际针灸学会执行主席让·索兹曾在巴黎出版的《世界卫生论坛》上撰文说："针灸与中国医学，能够为西方医学提出的课题做出贡献。……中医有一种令人十分惊叹的特点——它的临床实践是如此正确，以至成为控制人的行为的生命能力的真实表现。"美国医学家赞扬中医成就说："五千年前的医学技术奠定了现代的科学基础。……即中国医学的理论基础超出了西方医学的现代范围的推测。"（见1979年美国出版社《针刺研究的新进展》一书中《针刺的科学进展》一文）该文又指出，"中国医学把人体看作一个机能上互相作用的整体，而不是解剖单位的总和……《黄帝内经》是一部主要论述人体内外场能互相作用的书……这方面的认真研究，正在世界各地进行。这个场能—机体相互作用问题对科学界是一个相当大的挑战"。可见中医在国外产生了巨大的影响。

　　世界各国医学家，今天认识了中医的正确性，精深博大性，以及临床的治验有效性，掀起了研究中医的热潮，采用了各种方法进行研究。有的医家运用了"守恒定律"对中医进行研究，有的医家运用"宇宙能学说"研究中医，运用这两种研究方法的人对中医都是有深刻体会与正确认识的。这同时为中医的不朽性也提供了科学的证据。

　　今依国外医家运用"宇宙能学说""守恒定律"对中医的研究，说明中医与天地同不朽，与"宇宙能"同终始。

（一）运用"宇宙能学说"对中医的研究

有些研究者认为中医的阴阳五行学说，来源于自然界的天然本能，也就是自然界的本来面目，国外持这种观点的研究者，对中医是有认识的。有这种看法算是认清了中医的本质。如《素问·阴阳应象大论》所说："阴阳者，天地之道也，万物之纲纪，变化之父母，生杀之本始，神明之府也。治病必求于本。"经文指出了"宇宙能"——阴阳对立的统一是自然界的根本规律。宇宙万物的发生、运动、变化、消亡，其根源皆本于阴阳之道。所以治病必须推求阴阳之所在，变化之渊源。不需人为地让万物"生长壮老已，生长化收藏"。国外医家称之为"宇宙能"的功能；我国古代哲学思想中称"宇宙能"为"天功"，即自然界的功能。《荀子·天论》云："不为而成，不求而得，夫是之谓天职。"孔子也谈过"宇宙能"，其词曰："天何言哉，四时行焉，万物行焉。"（《论语·阳货》）

国外近些年来才探讨"宇宙能"，但在我国古代，哲学家在几千年前都探讨过了。《黄帝内经》屡言"少壮老病已，生长化收藏"。有生之伦，无论动植莫不有"少壮老病已，生长化收藏"。有生则必长，少则必壮，壮则必老，老则必已。已者自已，生者自生，力类纷纭，永无停息。毕竟谁为之？谁叫这样做的呢？"宇宙能"使然。其实就是自然界四时运行形成了自然规律，阴阳对立的统一，五行生克制化的作用。国外把这种作用称曰"宇宙能"。

　　中医学术思想中蕴涵着"宇宙能"的精神，这是对一切事物本原性的探讨。中医的精深卓见处就在这里。《素问·六微旨大论》云："气之升降，天地之更用也。……升已而降，降者谓天，降已而升，升者谓地。天气下降，气流于地，地气上升，气腾于天。故高下相召，升降相因，而变作矣。"以上经文所言非自然界功能而为何？又《素问·六元正纪大论》云："黄帝问曰：夫五运之化，或从天气，或逆天气，或从天气而逆地气，或从地气而逆天气，或相得或不相得。……欲通天之纪，从地之理，和其运，调其化，使上下合德，无相夺伦，天地升降，不失其宜；五运宣行，勿乘其政。"黄帝探讨天地升降，五运宣行的规律性能，以治民病。而这种自然界的天地升降，五气运行，又非"宇宙能"而为何？又《素问·至真要大论》云："夫百病之生也，皆生于风寒暑湿燥火，以之化之变也。"风寒暑湿燥火都是宇宙中不同性质的功能。根据以上中医学术的立论，国外医家运用"宇宙能学说"研究中医是不无道理的。宇宙存在，就有"宇宙能"存在。"宇宙能"存在，那么根据"宇宙能"发展起来的学术思想是不能消灭的。因此说中医与天地同不朽。

（二）运用"守恒定律"对中医的研究

　　这种研究对中医无疑提供了永恒性的看法，运用"守恒定律"对中医的研究，在认识上是正确的，且有精义。中医的理论基础是建立在客观世界事物整体规律性守恒的基础上。如中医核心理论阴阳五行学说，都有守恒的正常规律。阴阳四时不守恒，就天地四塞；五行不守恒，生化就败乱。所以《素问·生气通天论》云："阴平阳密，精神乃治；阴阳离决，精气乃绝。"阴阳协调，即阴阳守恒就正常健康。阴阳不协调，即不正常就病，甚则离决，就精气绝灭。五行的生克制化"亢则害，承乃制，制则生化，外列盛衰，害则败乱，生化大病"（《素问·六微旨大论》）。五行相袭为制，为守恒即生化，就表现出生长壮老已，生长化收藏的盛衰现象。五行不守恒为亢，为不正常，就无生长壮老已的正常规律而败乱。

《素问·六节藏象大论》云："五运相袭，而皆治之，终期之日，周而复始。时立气布，如环无端，候亦同法。……苍天之气，不得无常也。气之不袭，是谓非常，非常则变矣。……变至则病。"上面经文论述了五气运行以次相袭规律性的正常与失常。失常则变，变生则病。常者恒也，正常即"守恒"，失常即不"守恒"。所以说上面的经文不言而喻地蕴涵着"守恒定律"的精神。可见中医几千年前已经运用了"守恒定律"的精神实质。

《素问·气交变大论》云："夫五运之政，犹权衡也，高者抑之，下者举之，化者应之，变者复之，此生长化收藏之理，气之常也，失常则天地四塞矣。"上面经文的"抑之、举之、应之、复之"的变动无不为了达到"守恒"而"抑之、举之、应之、复之"。正如《素问·六元正纪大论》云："金木水火土运行之数，寒、暑、燥、湿、风、火临御之化。"暑往则寒来，寒往则暑来，阴极生阳，阳极生阴，天地升降，四时之变，都蕴涵了阴阳之道的"守恒"意义。近言之，人身的十二经脉、奇经八脉、三百六十气穴、人神气血的游行出入，无不遵循正常的"守恒"规律。

恽树钰的《群经见智录》是他研究《黄帝内经》的专著。恽氏认为《黄帝内经》的学术思想极其博大精深，但有一个总纲领，即《素问·玉版论要》所论的"揆度奇恒，道在于一，神转不回，回则不转，乃失其机"，为《黄帝内经》全书之关键。对于此处不能了然，即对全书便不能了然。并解释说："奇对恒言，恒，常也；奇，非常也。不病，人之常也；病，人之非常也。即奇，病也；恒，不病。揆度奇恒，审察其人病不病也。岐伯曰：'奇恒者，言奇病也。'盖谓奇恒之法，乃不循常轨而病之法，固不言循常轨而不病者。深一层言之，其人虽有病，苟循常轨，病无害也。其人虽无病，苟不循常轨，大病且来，预测之而不爽也。何以知其循常轨或不循常轨，曰：'此所谓奇恒也，当有事于揆度。'故曰：'奇恒事也，揆度事也。'揆度奇恒，其道奈何？曰：'道在于一。'一者何？天也。使吾身脏腑之气，与天地运行之气，合而为一也。能一者不病，不能一者则病。故曰：'揆度奇恒，道在于一。'《脉要精微论》'补泻勿失，与天地如一，得一之情，以知死生'。是'道在于一'之注脚也。"

"《内经》以转为顺，以回为逆，逆即回而不转之意。病人是否转而不回，抑系回而不转，此在诊病之医，当权衡揆度。故《平人气象论》曰：'常以不病调病人，医不病，故为病人平息以调之为法。'准此以谈，是《内经》全书皆言奇病也。转为恒，回为奇，故奇恒回转，可为《内经》之总提纲，奇恒之道在于一，则一又为总纲之总纲。"以上恽氏所言，诚为《黄帝内经》实质精神之所在。符合了实事求是的治学方法。所以国外以"守恒定律"对中医进行研究，是有高深意义的。

根据以上论述，中医整体观的客观物质世界的不朽存在，形成了永恒的理论基础与治疗法则。只有浑一永恒性的客观宇宙，发展规律的协调，才能产生整体观的不朽中医学术思想，宇宙不灭，中医不朽。

五、《黄帝内经》与《孙子兵法》学术思想互通的对照

在古代哲学思想中，《黄帝内经》《道德经》《易经》《孙子兵法》等巨著出于同一的哲学思想渊源。它们都以整体观的规律性论述了事物的发展过程，如疾病的变化与转归。清代大医学家徐灵胎云："孙武子兵法十三篇，治病之法尽之矣。"（《医学源流论》）今就《黄帝内经》与《孙子兵法》的学术思想做以浅见性的对照论述。

孙子曰："知己知彼，百战不殆。"（《孙子兵法·谋攻》）《素问·通评虚实论》云："邪气盛则实，正气夺则虚。"《灵枢·九针十二原》云："观其色，知其散复，一其行，听其动静，知其邪正。"上面孙子言作战，要知道自己的

实力及一切情况，还要知道对方的实力和一切情况，然后做一精密的研究分析，彼此力量强弱的对比，天时、地理、人和对自己和对方的利害关系等，都一概了解了，即可以"百战不殆"。否则，就打了一次没有把握的糊涂仗，以至败北，甚至覆没。《黄帝内经》在治病的原则上，也是要知道人的正气与病气的盛衰。精气即正气，邪气即病气。不知正邪的所在，临床上的治疗，便无从下手，即所谓乱治。所以说"知其邪正"，何尝不是兵法上所谓的"知己知彼"呢？"知其邪正"就蕴涵着"知己知彼"的实质精神。所以，徐大椿的《医学源流论·用药如用兵论》云："故病之为患也，小则耗精，大则伤命，隐然一敌国也。以草木偏盛，攻脏腑之偏盛，必能知彼知己，多方以制之，而后无丧身殒命之忧。"

孙子又云："先为不可胜，以待敌之可胜。"（《孙子兵法·军形》）上文之意是使自己先置于不败之地，等待敌人有虚弱空隙可乘时，以战胜敌人。在《黄帝内经》则有"虚则补之，实则泻之"。其意为在人虚弱时，即扶持正气，不能让生气竭绝。如治疗暑热病的益气存津，"急则治标"等，都是做"先为不可胜"的工作，不能让病气战胜正气。否则，邪气得乘，甚则可以丧生的。因此《素问·五常政大论》云："无盛盛，无虚虚，而遗人夭殃。无致邪，无失正，绝人长命。"高士宗直解曰："盛盛则致邪，虚虚则失正，故无致邪，无失正，而绝人长命，斯可矣。"上文都是扶正祛邪的论述。扶正即是做"先为不可胜"的安排：当病可攻时则攻，即可胜邪。所谓"以待敌之可胜"。

《灵枢·小针解》云："要与之期者，知气之可取之时。"《灵枢·卫气行》又云："谨候其时，病可与期；失时反候者，百病不治。……是故谨候气之所在而刺之，是谓逢时。"这充分体现了兵法所论的"以待敌之可胜"的精义。所以《医学源流论·用药如用兵论》云："衰敝之日，不可穷民力也。……富强之国，可以振威武也。"这把医学和兵学的哲理熔为一炉。

孙子曰："百战百胜，非谓善之善者也；不战而屈人之兵，乃谓善之善者也。"（《孙子兵法·谋攻》）上文谓兵家打一百次仗，虽得胜一百次，不算很好的英明军事家。因为要动干戈，损伤兵员，消耗财力物力，所以说兵不血刃而取胜者，才算是很好的英明军事家。因无任何损失而取胜。在《黄帝内经》的《素问·四气调神大论》则有"是故圣人不治已病治未病，不治已乱治未乱。……夫病已成而后药之，乱已成而后治之，譬犹渴而穿井，斗而铸锥，不亦晚乎!"《孙子兵法》与《黄帝内经》都含有刀伤药虽好，割不破为妙的意义。不战而胜，不药而治，较之征战而胜，用药而治要高明得多了。这种哲学思想省了好多麻烦手续，节约了好多的人力物力。我们今天的医疗卫生方针，采用的"预防为主，治疗为辅"，就蕴涵了"不治已病治未病"的精义，也体现了"不战而屈人之兵，乃谓善之善者也"的哲理精神。

孙子曰："知天知地，胜乃可全。"（《孙子兵法·地形》）孙子这一整体观的军事学术思想，与《黄帝内经》的学术思想有更普遍的联系。所以《素问·阴阳应象大论》云："故治不法天之纪，不明地之理，则灾害至矣。"兵法上知天文，通地理，运用了有利的天时地理，即可操军事上的胜券。否则不知天文，不通地理，是要吃败仗的。《黄帝内经》上的不审天时，不观地理，在临床上是要招致灾害的，显然与《孙子兵法》都运用了天时地理的有利方面，有共同的哲学精义。中医对天时地理运用得很多，充分强调了天时地理在医学上的重要性。如《素问·五常政大论》云："故治病者，必明天道地理，阴阳更盛，……乃可以知人之形气矣。"《素问·宝命全形论》云："人以天地之气生，四时之法成。"《素问·气交变大论》云："夫道者，上知天文，下知地理，中知人事，可以长久，此之谓也。"在针灸学上《素问·八正神明论》云："用针之服，必有法则焉。……法天则地，合以天光。"不"知天知地"，将何以能"法天则地，合以天光"呢？这与《孙子兵法》不谋而合。

在军事上，不知天时地理是要犯错误吃败仗甚则全军覆灭的。在中医治疗上不知天时地理，同样要犯错误，延误病情，甚则造成死亡。

孙子曰："能因敌变化而胜者，谓之神。"（《孙子兵法·虚实》）在祖国医学上，处处都是以病的变化而辨证论治。所谓汗，吐，下，和，早晚变法。病有变化，药有变化，基本符合了"能因敌变化而取胜者谓之神"的哲理。总观《黄帝内经》病机十九条，"审察病机，无失气宜"。《伤寒论》一百一十三方，都是审脉辨证，因证施治。由此观之，中医的辨证论治与《孙子兵法》在哲理上是互通的。如《素问·阴阳应象大论》云："病之始起也，可刺而已，其盛，可待衰而已。故因其轻而扬之，因其重而减之，因其衰而彰之。形不足者，温之以气，精不足者，补之以味。其高者，因而越之，其下者，引而竭之。中满者，泻之于内。……血实宜决之，气虚宜掣引之。"以上的治疗原则，都是因病情的不同变化而采取了相应不同的对症疗法，显示了中医能因病变化而治愈的"工巧神圣"疗法，何尝不是体现了"能因敌变化而取胜者谓之神"（《孙子兵法·虚实》）的意义？

又如中医在针灸上的治疗法则，《灵枢·经脉》云："盛则泻之，虚则补之，热则疾之，寒则留之，陷下则灸之，不胜不虚，以经取之。"以及临床上当针则针，当药则药，当灸则灸，辨证论治，随病所宜。这些可以说都是因病邪的变化不同，而选用不同的相应的有效疗法。尤其是"子午流注针法"更显示了因正邪随时间推移的盛衰而针治。以上中医治疗法则的应用，又何尝不是"能因敌变化而取胜者谓之神"（《孙子兵法·虚实》）的哲理呢？由此观之，《孙子兵法》的这一观点与中医的辨证论治，在哲学思想上是互通的。

《孙子兵法》与《黄帝内经》的哲学互通，在我国古代哲学思想中，认为是以"道"贯通的。这一"道"，是天地间的唯一"至道"。即《道德经》所谓"道，可道，非常道"

（《道德经·第一章》）的"道"。老子曰："有物混成，先天地生。寂兮寥兮，独立而不改，周行而不殆。"（《道德经·第二十五章》）庄子曰："夫道，有情有信，无为无形，可传而不可受，可得而不可见；自本自根，未有天地，自古以固存。……在太极之先而不为高；在六极之下而不为深；先天地生而不为久，长于上古而不老。"（《庄子·内篇·大宗师》）道的哲学理论贯通天地之间，纲络八达之外。所以《灵枢·外揣》云："黄帝曰：'夫九针者小之则无内，大之则无外，……余知其合于天道人事四时之变也。然余愿杂之毫毛，浑束为一，可乎？'岐伯曰：'……非独针道焉，夫治国亦然。'黄帝曰：'余愿闻针道，非国事也。'岐伯曰：'夫治国者，夫惟道焉，非道何可小大深浅，杂合而为一乎！'"而这一"道"字，即上面所说的"非常道"的"道"。这个"道"是宇宙间万事万物的总纲纪、总规律。

六、运用"经筋学说"与"五变"刺法治愈两例眼睁不开的浅谈

摘要：采用了《灵枢·经筋》的学术思想，运用《灵枢·顺气一日分为四时》的"五变"刺法，在临床上收到了惊人的效果。两例眼睑下垂的患者，都是久治不愈的痼疾。受《灵枢·经筋》学术思想的启示，采用"五变"刺法针治，应针取效，随手见功，真正是"为刺之要，气至而有效。效之信，若风之吹云，明乎若见苍天"（《灵枢·九针十二原》）。

有感于《黄帝内经》的伟大学术思想，而撰此文，以便抛砖引玉。同时认为医疗中的疑难杂症，须从《黄帝内经》的学术思想中寻求解决。

正文：

《灵枢·经筋》的学术思想，《灵枢·顺气一日分为四时》的"五变"刺法，用于临床，收到了惊人的功效。今通过治愈两例眼睑下垂症，探讨《灵枢·经筋》学说，"五变"刺法在临床上的卓越功效。

两例眼睑下垂的患者，均为久治不愈的痼疾，其中一例患眼睑下垂八个多月，经咸阳、西安等地医院治疗无效。另一例患者眼睑下垂一年余，经西安、上海等地医院治疗无效。两例患者均采用《灵枢·经筋》的学术思想，运用"五变"刺法针治，均应针取效，随手见功，并经一个疗程十次的针刺治疗而痊愈。正如《灵枢·九针十二原》所说："故善用针者，取其疾也，犹拔刺也，犹雪污也，犹解结也，犹决闭也，疾虽久犹可毕也，言不可治者，不得其术也。"

通过上面两例病例的治疗，可以看出"经筋"在人体生理病理中所蕴涵的功能作用，以及"五变"刺法因时制宜的中医时间医学特色。正由于中医"经筋"的独特学术思想，"五变"刺法的优异针术，才能治愈久治不愈的痼疾。同时也可以看出治疗某些痼疾不突出中医特色是难以治愈的。中医特色，即中医的长处。

今天挖掘祖国医学遗产，就要从这些富有中医特色、能解决医疗上疑难问题的关键处着手。突出了中医特色，即突出了中医的长处。

现举例探讨《灵枢·经筋》及"五变"刺法，取经选穴在临床的精深意义：

患者鸟某，咸阳市大众食堂管理员，女，39 岁，1985 年 12 月 1 日来门诊针灸治疗。证候：神色抑郁，左眼睑下垂，左眼睁不开一年余。脉象短微涩。曾到上海、西安等地医院治疗一年余无效。辨证：邪客经筋，血不荣筋。治则：疏其血气，祛除风邪以养经筋。（另一例不赘述）。

选取经穴：

主穴：窍阴、至阴、厉兑。

配穴：太冲、光明、合谷。

两例患者均首次针即见效，八至十次而痊愈。

【讨论】

1. "经筋"对临床指导的意义

《灵枢·经筋》云："足少阳之筋，……其病小趾次趾支转筋，引膝外转筋，膝不可屈伸，……上引缺盆，膺乳，颈维筋急，从左之右，右目不开。"上面的经文论述足少阳经筋发生的病证，为足第四趾掣引转筋，牵引足外侧抽筋，膝关节屈伸不得。……再向上牵引缺盆部，侧胸乳部、颈部等所维系的筋都发生拘急。并且明确指出了如因左侧向右侧维络的筋拘急时，则右眼不能张开。这就道出了右眼睑下垂，右眼睁不开，就要从足少阳"经筋"受邪为病因医治。

《灵枢·经筋》又云："足阳明之筋，……太阳为目上网，阳明为目下网。……急者目不合，热则筋纵目不开。"上面经文言足太阳的筋网维于上眼睑；足阳明的筋网维于下眼睑。……因寒邪而筋拘急者，眼睛就不能闭合；因热邪而筋弛纵者，眼睛就睁不开。这明确指出了眼睛的不能闭合与睁开，与太阳、阳明"经筋"受寒热之邪有关。

根据"经筋"有关经文的启示，要治"目不合""目不开"，必须从以上诸经"经筋"入手方可。《灵枢·经别》云："夫十二经脉者，人之所以生，病之所以成，人之所以治，病之所以处，学之所始，工之所止也。"可见经脉与人体的真气运行，疾病形成、诊断、治疗等都有密切的关系，因此，本经脉腧穴有治疗本经循行区域病变的规律性。由于热邪客于诸经之"经筋"，致使该患者左眼睁不开。选取致病经脉相应的气穴，以泻其邪，调节真气，则病可愈。因为"经脉者，所以行血气而营阴阳，濡筋骨，利关节者也"(《灵枢·本脏》)。通过气血的条达，阴阳的平复；筋骨得到了濡润，真气来复，从而达到经筋之病的消除，得以目开。以上所论，又体现了中医整体观的内容及特色，即局部病变的发生，是由整体的不调和所引起。所以要消除局部的病变，也得从整体入手。一旦整体得到协调，局部病证即随之消除。所谓治病者必求其本。"知标知本，万举完全"。

2. "五变"刺法在临床的惊人疗效

"五变"者，为《灵枢·顺气一日分为四时》所言的"藏主冬，冬刺井；色主春，春刺荥；时主夏，夏刺输；音主长夏，长夏刺经；味主秋，秋刺合，是谓五变，以主五输"。"五变"刺法是《黄帝内经》因时序的不同变化而采用不同的腧穴治疗疾病。所谓"因天时而调气血也"。尤其是紧扣《灵枢·小针解》所说的"要与之期者，知气之可取之时也"。《灵枢·本输》又云："春取络脉，诸荥大经分肉之间，……秋取诸合，余如春法。冬取诸井诸腧之分，欲深而留之。此四时之序，气之所处，病之所舍，脏之所宜。"所以《灵枢·卫气行》云："谨候其时，病可与期，失时反候者，百病不治。……是故谨候气之所在而刺之，是谓逢时。"可见，早在《黄帝内经》中，已运用了"时间生物医学"，比西方的时间生物医学早了几千年。这充分显示了《黄帝内经》的"精光之论，大圣之业，通于无穷，流于无极也"（《素问·气交变大论》）的精深与远见。

上面两例病案，就是用"五变"刺法随手见功而继之治愈的。可以断言祖国医学真有"桴鼓相应，犹拔刺雪污，工巧神圣"（《素问·至真要大论》）的妙术。

常言：医源于易。易云"变通莫大乎四时"，为《易经》的核心学术思想。医、易同源之处就在时序上。所以《素问·四气调神大论》云："夫四时阴阳者，万物之根本也。"《素问·六微旨大论》又云："此因天之序，盛衰之时也。"可见时序在临床的重要性。"五变"刺法在临床上达到了变通运用时序的高度水平，因而收到了良效。

3. 选经取穴的依据

（1）选经

上案其所以取足少阳、阳明、太阳、厥阴、手阳明者，因该病与诸经在生理病理上，有直接或间接形成疾病的关系。所谓病之生也，"有道以来"，及其治疗也得"有道以去"。所以须选以上诸经。如前边所言的"夫十二经脉者，病之所以成，人之所以治，病之所以处，学之所始，工之所止也"（《灵枢·经别》）。对足少阳、阳明、太阳，上面已做了论述；至于取足厥阴肝经者，因经筋属筋，肝主筋，所以取足厥阴。又取手阳明者，因眼病属于腰以上病变，《灵枢·终始》云："从腰以上者，手太阴、阳明皆主之。"《针灸大成》又云："睛明治眼未效时，光明、合谷不可缺。"由于该病的形成与以上诸经脉都有关系，在针灸学上，本经脉腧穴有治疗涉及本经脉产生病变的规律性，所以选取了以上诸经。所谓"事有所必至，理有所当然"。

（2）取穴

主穴其所以选取至阴、窍阴、厉兑者，因其时在冬季，故取井穴，在"五变"刺法中，"冬刺井"。如在春季，则刺荥穴；在夏季则刺输穴；……五变刺法，达到了《灵枢·寿夭刚柔》所要求的"谨度病端，与时相应"的目的。又符合了《素问·至真要大论》所论的"审察病机，勿失气宜"。因此掌握了知气穴可取之时的关键，才能取得良效。选太冲、光明者，以其为原络相配穴，肝与胆相表里。选合谷者，上面已论述了"睛明治眼未效时，光明、合谷不可缺"。

通过两例久治不愈的眼睑下垂，眼睛不能睁开，采用了"经筋"的独特学术思想，运用了蕴涵"时间医学"的"五变"刺法，应针取效，以至于痊愈，显示了祖国医学的光彩特色。中医今天赢得了全世界的赞扬，全世界掀起中医热是不无道理的。

七、针灸对心血管病（属血脉病的范畴）的治疗

（一）血脉病（心血管病）的形成

《灵枢·邪气脏腑病形》云："愁忧恐惧则伤心。"《素问·血气形志》云："形乐志苦，病生于脉，治之以灸刺。"可见中医早在远古已认识了血脉病的形成原因，从而总结了刺灸治疗血脉病的临床经验与方法。

《灵枢·本神》云："故智者之养生也，必顺四时而适寒暑，和喜怒而安居处。……是故怵惕思虑则伤神，神伤则恐惧，流淫而不止；因悲哀动中者，竭绝而失生；喜乐者，神惮散而不藏；愁忧者，气闭塞而不行；盛怒者，迷惑而不治；恐惧者，神荡惮而不收。"以上经文精辟地阐发了情志过激也是致病的因素之一。因"心者，君主之官也，神明出焉"（《素问·灵兰秘典论》）。"心主脉"，"诸血者，皆属于心"（《素问·五脏生成》）。所以心与血脉有极其密切的内在联系。情

志上的过激，都能影响神明而及于血脉。细言之，愁忧、恐惧、悲哀、喜乐、盛怒等过激，情志波动，可损伤心神。心神被伤，即可引起一系列的血脉病变（包括心血管病）。血脉运行失常时，可出现脉律不整。同时也可出现结脉、代脉、涩脉、数脉、迟脉等；因病情的虚实寒热而呈现各种不同的脉候。正由于血脉的病变，也可能形成血压偏高或偏低，动脉血管硬化等血脉病（现代所谓心血管病）。

（二）血脉病（心血管病）灸刺的机理

《素问·调经论》云："五脏之道，皆出于经隧，以行血气；血气不和，百病乃变化而生，是故守经隧焉。"经文论述经络腧穴行血气，荣阴阳，濡筋骨，利关节，养五脏，四肢、百骸等；血气不和是百病产生的根源。那么在针灸治疗上，就要遵守经络气穴的来龙去脉，调理气血，以祛除疾病。所以有"病有三因，皆从气血；针有八法，不离阴阳"（《针灸大成·金针赋》）之论。《灵枢·经脉》云："经脉者，所以决死生，处百病，调虚实，不可不通。"《灵枢·九针十二原》又云："节之交，三百六十五会，知其要者，一言而终；不知其要者，流散无穷。所言节者，神气之所游行出入也，非皮肉筋骨也。"这段经文论述了气穴在针灸治疗上的重要意义，告诉我们通过经脉气穴调理人体的神气。所谓神气者，即人体生命各系统功能活动的表现。

由于病变的发生，阴阳气血呈现出紊乱不平衡的失常状态，导致人体生理功能失常。反常则变，变则害生而为病，对此，可用灸刺之道，通过经脉、气穴对气血的调理，可使阴阳调和。阴阳和则气血和，气血和则脏腑和，脏腑和则表里和，表里和则四肢百骸无不和矣。能如是则身安无病。所以《灵枢·根结》云："用针之要，在于知调阴与阳。调阴与阳，精气乃光，合形与气，使神内藏。"这也正是《素问·至真要大论》所论的"谨守病机，各司其属。……疏其血气，令其条达，而致和平"。

《素问·通评虚实论》云："邪气盛则实，精气夺则虚。"由于病情虚实寒热不同，因而在治疗上采取了不同的对证疗法。因之《灵枢·经脉》云："盛则泻之，虚则补之，热则疾之，寒则留之，陷下则灸之。"这里论述了虚实寒热不同病证的各种治法。

灸法是针对元气虚衰，阴阳俱虚，脉气下陷的治疗方法。李东垣曰："陷下者，皮毛不任风寒，知阳气下陷也。"这说明灸疗可扶持阳气，治疗阳气虚弱的病证。《灵枢·官能》云："阴阳皆虚，火自当之。……经陷下者，火则当之。结络坚紧，火所治之。"《灵枢·刺节真邪》又云："治厥者必先熨，调和其经。……火气已通，血脉乃行。……脉中之血，凝而留止，弗之火调，弗能取之。"可见几千年前，《黄帝内经》已总结了艾灸治疗"阴阳俱虚"的病证，同时论述了某些病非火艾难以治愈。

刺与灸在治疗上各有所主，随病所宜。当针则针，当灸则灸，辨证论治。远在《黄帝内经》中已总结了丰富的灸刺临床经验。按照灸刺之道适应的病证进行治疗，确实能得心应手，见效如神。诚所谓一针中穴，立起沉疴。所以《灵枢·九针十二原》云："夫善用针者，取其疾也，犹拔刺也，犹雪污也，犹解结也，犹决闭也。病虽久犹可毕也；言不可治者，未得其术也。"这里明确指出了针灸治病的卓越功效。

要收到灸刺的必然效果，必须掌握灸刺的法则。《灵枢·本神》云："凡刺之法，必先于本神。"这说明要首先重视病人的神气所在，更要知道针道的"八法五门，十干十变，五行五脏，一日取六十六穴之法，一时取十二经之原"。还要懂得针刺手法；形气所在，经脉左右所起，气血所行，逆顺所会，补虚泻实之法，祛邪安正之道，方能除疾病于指下，达到"妙哉！工独有之"的医术。

（三）血脉病（心血管病）的治疗

1. 常用针灸知识

（1）选穴。

主穴：神门、支正、公孙、内关。

配穴：神阙、关元、气海、足三里、心俞、膈俞。其中神阙、关元、气海、足三里施灸。

（2）针灸时间：虚者日中后半时，随而济之行补法；实者日中前半时，迎而夺之行泻法。

（3）针灸手法：按祖国医学传统手法施术，虚实补泻。

（4）选穴依据：按《灵枢·五邪》云："邪在心，则病心痛，喜悲时眩仆，视有余不足而调之其腧也。"神门为手少阴心经腧穴；心俞为通心脏之背俞穴，故取神门、心俞。支正为小肠经之络穴，内走于手少阴心经，为心经与小肠经之表里联络穴。刺支正可调和心经与小肠经阴阳气血的平衡。在人体生理功能关系上，心与小肠为表里；而且神门、支正又为原络交贯穴。《灵枢·九针十二原》云："五脏有疾当取之十二原。"神门又为心经之原穴。又《素问·调经论》云"病在血，调之络"，亦为取络穴支正的意义。

取公孙、内关者，此两穴为奇经八脉交会穴。公孙可治胃心胸部位的病变。心病、心血管病多出现于胸膺部位。又公孙冲脉为十二经脉之海。所以《针灸大成·八脉交会穴歌》云："公孙冲脉胃心胸，内关阴维下总同。"又《八穴配合歌》云："公孙偏于内关合。"针公孙配内关功效益彰。况内关主治内伤证，古文献《杂病穴法歌》云："一切内伤内关穴，痰火积块退烦潮。"《兰江赋》又有"胸中之疾内关担"的记载。

取膈俞者，膈俞主治血病。膈俞为八会穴中的血会。《难经疏》曰："血病治此。"按《素问·调经论》云："病在脉，调之血。"故取膈俞以治血脉病。

取章门者，章门为八会穴之脏会。脏病治此。因心血管病多与心脏牵连。施灸穴位加神阙、气海、关元者：神阙当脐为立命之源，灸神阙可通百脉。灸气海、关元，能补接真气。所以《铜人针灸图经》云："凡大病宜灸脐下五百壮，补接真气。"灸足三里为保健治疗百病要穴。最近出版的一部《针法灸法学》（王富春．针法灸法学［M］．上海：上海科学技术出版社，2009）专著一书，雄辩地做出了"火灸有奇功"的结论。

2. "脏气法时针法"对心血管病的治疗

《素问·脏气法时论》云："心病者，胸中痛，膺背肩胛痛，……取其经，少阴、太阳，舌下血者。其病变，刺郄中血者。"经文论述了对心病的治疗，即取手少阴心经与手太阳小肠经的气穴。实证取神门泻之（神门于五行属土，心属火，五行中火生土，实则泻其子，泻之）；虚证取少冲补之（少冲属木，心属火，五行中木生火，虚则补其母）。皆配小肠经穴支正，以调和表里阴阳。舌下筋脉有瘀血者决除之。至于病情变化，刺手少阴之阴郄出血（手少阴之阴郄，在掌后脉中去腕半寸）。久病多变，为必取之穴。

取穴：神门、支正、章门。

开穴时间：丙丁日，日中。其他日干日中亦可，不过不及丙丁日，因丙丁日既得一日中之时光，又得十日干中的日气。若在夏季丙丁日，日中最好，还可得一岁中的岁气。此即《灵枢·小针解》所言的"知气之可取之时也"。《素问·八正神明论》所论的"法天则地，合以天光。……是以因天时而调气血也。……是谓得时而调之"。可见祖国医学远在几千年前，已经运用"时间生物医学"了。我们对此应有高度的重视！

这里有一疑问，即主题是针灸对心血管病的治疗，为什么用治疗心经病的办法呢？因前面已叙述了"心主脉"，"诸血者，皆属于心"（《素问·五脏生成》）。心经一旦发生病变，必涉及血脉（包括心血管病）。血脉与心，犹根本之与枝叶，故根死则叶枯。心经的病变痊愈，因心脏病变所致的血脉病变亦随之消失。源清流亦清，本固而枝荣。因者病之本，证者病之标。治病者，必求其本。知标知本，万举万全。

（四）病案举例

1. 任某，男，52 岁，乾县大王乡人，以心律失常出现的血脉病求治（心血管病）。气短，心慌，失眠，胸闷，烦乱不安，肢体浮肿。脉短数而结代。上午十一时许（为午时前半时。以当地日中为正午），为其针神门、支正、内关。先泻后补，气至后出针，当时快然。心律失常之程度有所缓解。针了三次，脉律渐复。后服炙甘草汤、雄蜂蛹而愈。观察七年，健康工作。

2. 王某，男，48 岁，乾县石牛乡干部，患冠心病，经检查动脉血管硬化。心慌，胸闷，失眠，脉律不整。以上法治之而愈。追访八年，至今仍在工作岗位上。此人因病折磨曾产生轻生厌世之念，病愈后，恢复了生命的活力。

3. 李某，男，46 岁，乾县大强乡干部，听王某冠心病治愈，经乾县县委介绍，求治于余。以法调之，同样痊愈。至今已有七年之久，现为乾县某局局长。健康无恙。

4. 张某，男，66 岁，咸阳人，某中学校长，已退休。患冠心病。症见失眠，气短，心慌，胸痛且闷，脉律不整，面红耳赤。三年来每月病情严重发作时，须吸氧抢救一至二次。

1984 年冬来陕西中医学院附属医院针灸科治疗。以上法针之，配公孙、膈俞、心俞，艾灸神阙、关元、气海，并配合"脏气法时针法"，病情逐渐好转，从此再未吸氧抢救过。心电图检查一次比一次有进步改善。失眠胸痛消失。结代脉虽未彻底消除，但接近于消失。

（五）结论

针灸对血脉病的治疗是有针对性的。《黄帝内经》总结的"形乐志苦，病生于脉，治之以灸刺"绝非虚语，对此应引起足够重视与研讨。

根据血脉病的形成及针灸之道治病的机理，对心血管病的治疗，选取有效穴位，能达到满意的效果。尤其是下针，即刻解除患者痛苦，令人心神快然！为针刺独到之处。

参 考 文 献

［1］陈述堂．子午流注学［M］．太原：山西省出版局内部书刊，1982.5.

［2］赵和熙．针刺的科学进展［J］．陕西中医学院学报，1980（01）．

［3］李正道．科学家的可贵品德［N］．光明日报，1981.12.25.

［4］明·杨继洲．针灸大成［M］．北京：人民卫生出版社，1983.

［5］中医"因时制宜"与时间生物医学［N］．健康报，1981.12.27.

［6］清·高士宗．黄帝内经素问直解［M］．北京：科学技术文献出版社，1980.

［7］南京中医学院．针灸学［M］．上海：上海科学技术出版社，1979.

［8］黑龙江省祖国医药研究所．针灸大成校释［M］．北京：人民卫生出版社，1984.

［9］李白清．"藏气法时针法"的设想［J］．陕西中医学院学报．1983，（02）：43-46.